U0095351

刘尚义

"从·膜·论·治"理·论·与·临·床

主　审　刘尚义

主　编　杨　柱　唐东昕

副主编　吴文宇　吴　曦　李　燕　郭伟伟　谢　甦
　　　　　李珍武　黄雯琪

编　委（以姓氏笔画为序）

王　佳　　王　倩　　王定雪　　王镜辉　　牛小杰
牛静明　　邓　茜　　古　松　　叶光泽　　田婷婷
冉光辉　　毕占阳　　伍谨林　　刘　薰　　刘欣欣
李　丹　　李　军　　李　高　　李　娟　　李　燕
李应杰　　李明珠　　李珍武　　杨　兵　　杨　静
吴　慧　　吴　曦　　吴文宇　　余　婷　　张　震
陈　杰　　陈　果　　陈启坤　　陈启亮　　欧阳思露
岳　静　　金露露　　柯龙珠　　姜惠中　　聂　新
郭　斌　　郭伟伟　　黄　石　　黄雯琪　　龚秋菊
琚皇进　　彭　琰　　程　雪　　税会利　　谢　甦
蔡海波　　燕虹婷　　魏显鳗

人民卫生出版社

·北 京·

图书在版编目（CIP）数据

刘尚义"从膜论治"理论与临床 / 杨柱，唐东昕主编 . —北京：人民卫生出版社，2023.12

ISBN 978-7-117-35731-9

Ⅰ. ①刘⋯ Ⅱ. ①杨⋯②唐⋯ Ⅲ. ①中医临床－经验－中国－现代 Ⅳ. ①R249.7

中国国家版本馆 CIP 数据核字（2024）第 005241 号

| 人卫智网 | www.ipmph.com | 医学教育、学术、考试、健康，购书智慧智能综合服务平台 |
| 人卫官网 | www.pmph.com | 人卫官方资讯发布平台 |

刘尚义"从膜论治"理论与临床
Liu Shangyi "Congmolunzhi" Lilun yu Linchuang

主　　编：杨　柱　唐东昕
出版发行：人民卫生出版社（中继线 010-59780011）
地　　址：北京市朝阳区潘家园南里 19 号
邮　　编：100021
E - mail：pmph @ pmph.com
购书热线：010-59787592　010-59787584　010-65264830
印　　刷：中煤（北京）印务有限公司
经　　销：新华书店
开　　本：710×1000　1/16　印张：7　插页：4
字　　数：111 千字
版　　次：2023 年 12 月第 1 版
印　　次：2024 年 2 月第 1 次印刷
标准书号：ISBN 978-7-117-35731-9
定　　价：69.00 元

打击盗版举报电话：**010-59787491**　E-mail：WQ @ pmph.com
质量问题联系电话：**010-59787234**　E-mail：zhiliang @ pmph.com
数字融合服务电话：**4001118166**　E-mail：zengzhi @ pmph.com

刘尚义简介

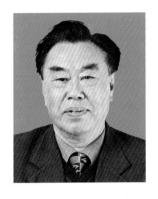

刘尚义，1942年12月生，教授、主任医师、师承博士研究生导师、师承博士后合作导师，第二届"国医大师"，贵州省四化建设标兵、五一劳动奖章获得者，全国卫生健康系统先进工作者，享受国务院政府特殊津贴专家，第三、四、五、六、七批全国老中医药专家学术经验继承工作指导老师，中华中医药学会第二、三、四届理事，国家中药品种保护审评委员会第一、二届委员。曾应邀赴俄罗斯、奥地利讲学，应邀赴韩国从事医疗工作，中央电视台《中华医药》栏目曾向国内外介绍刘尚义教授事迹。

刘尚义教授1962年拜贵州名医葛氏疡科第七代传人赵韵芬为师，学习疡科疾病的诊治和丸、散、膏、丹等的炼制，善用丹药、药线治疗疡科疾病，外疡科治疗特色在他这里得到了发扬光大。刘尚义教授在长期的临床实践中，逐渐将葛氏疡科对"九子疡"的治疗理念融会贯通，推陈出新，提出了"从膜论治""引疡入瘤"的学术观点。他秉承仲景"勤求古训，博采众方"之训，以"抗志以希古人，虚心而师百氏"为旨，主张兼收并蓄，倡导"中西既济""引西润中"，与时俱进，发展中医，擅长中医内科杂病的诊治，对皮肤、肾、脾胃疾病及肿瘤等有较多的诊疗经验。

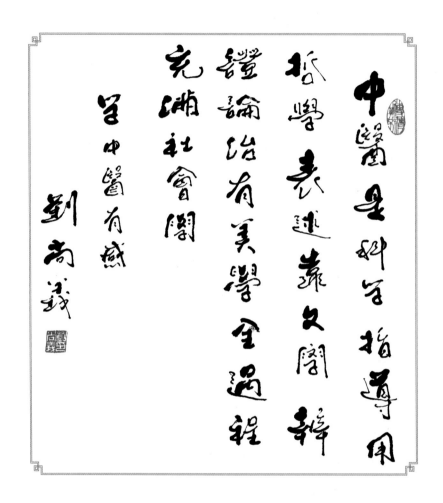

中医是科学　指导用哲学　表述靠文学

辨证论治有美学　全过程充满社会学

学中医有感

刘尚义

主编简介

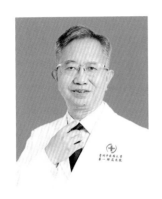

杨柱，男，1964年生，二级教授，主任医师、博士研究生导师，享受国务院政府特殊津贴专家。科技部国家重点研发计划项目首席科学家，贵州省省管专家，贵州省优秀硕士生导师，贵州省一流建设学科中医学学科带头人，国家级一流专业中医学专业负责人。现任贵州中医药大学党委书记，兼任世界中医药学会联合会常务理事、贵州省中医药学会会长。

致力于传统医药防治肿瘤的基础及临床转化研究。青年时代即师从"国医大师"刘尚义，凝练出"从膜论治""引疡入瘤"的学术思想，探讨膜病概念及其辨证特色，总结其临床用药规律，深入阐述膜病学"在内之膜，如在外之肤""在外之肤，如在内之膜""肤膜同位，从膜论治"的学术内涵，术道互参，道术结合，丰富发展了中医学术思想。率先提出"酒伤"理论，优化解酒方药，运用"葛花解醒方"等经典名方防治酒精性肝病，临床疗效显著。

主持科技部国家重点研发计划"十五个少数民族医防治常见病特色诊疗技术、方法、方药整理与示范研究"，挖掘整理苗药抗肿瘤、苗医弩药针治癌痛、水药鸡胚地龙膏治骨性关节痛、布依爆灯火疗法治小儿腹泻等特色诊疗技法方药并推广运用。

主持科研项目15项，其中国家重点研发计划项目1项，国家自然科学基金项目2项；主持省协同创新中心、省院士工作站、省科技创新团队、省研究生导师工作室等各1项。获贵州省科学技术进步奖三等奖2项，贵阳市科学技术进步奖三等奖1项；获专利11项，出版专著2部；发表学术论文100余篇。

主编简介

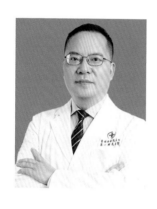

唐东昕，男，1977 年生，三级教授、主任医师，博士，北京大学临床医学肿瘤方向博士后、中国中医科学院中西医结合博士后，博士研究生导师，博士后合作导师，国医大师刘尚义教授学术经验继承人。系国家卫生健康突出贡献中青年专家，青年岐黄学者，贵州省省管专家、科技创新团队及基地负责人、百层次人才、优秀硕士生导师，享受贵州省政府特殊津贴，获贵州省青年科技奖、省优秀科技个人奖等。现任贵州中医药大学第一附属医院院长，兼任中国抗癌协会中西整合膀胱癌专业委员会主任委员、贵州省中医药学会肿瘤专业委员会主任委员等职。

主要学术成就：利用数据挖掘总结国医大师刘尚义教授临证经验，多角度阐释"从膜论治、引疡入瘤"学术思想的内涵和外延，验证和开发国医大师经验方等临床有效方剂，形成理论挖掘、科学验证、新药开发、推广应用的研究体系；以癌性疼痛、癌性疲乏、恶性胸腹水等恶性肿瘤常见症状为切入点，以全面康复为目标，在中医康复"整体观、辨证观、功能观"指导下，从治疗副作用、营养、心理、护理等方面制定最优中西医整合康复方案，探索中西医整合肿瘤多学科一体化康复的新模式。

主持省部级以上科研项目 33 项，其中国家重点研发计划项目 1 项、国家自然科学基金项目 4 项；发表论文 97 篇，其中 SCI 收录 26 篇，最高 IF = 11.492；主编著作 5 部，其中《苗族抗肿瘤药物集》获"2021 年中国民族医药学会学术著作奖"二等奖，参编国家规划教材 1 部（任副主编）；获批专利 22 项，其中发明专利 10 项；获批院内制剂 5 个、软件著作权 20 项；获贵州省科学技术进步奖三等奖 3 项；作为重要参与人获得教育部教学成果奖一等奖 1 项，获省级研究生教学成果奖特等奖、一等奖、三等奖各 1 项，省高等教育教学成果奖特等奖、三等奖各 1 项。

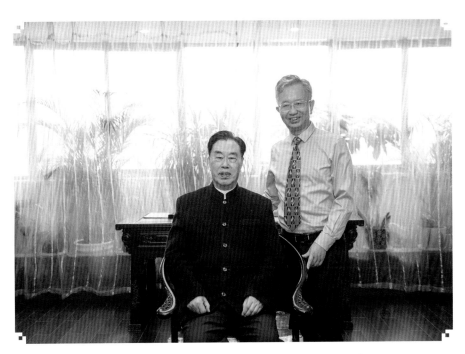

主编杨柱教授与国医大师刘尚义教授在一起

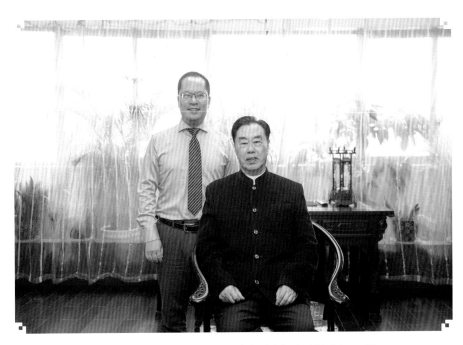

主编唐东昕教授与国医大师刘尚义教授在一起

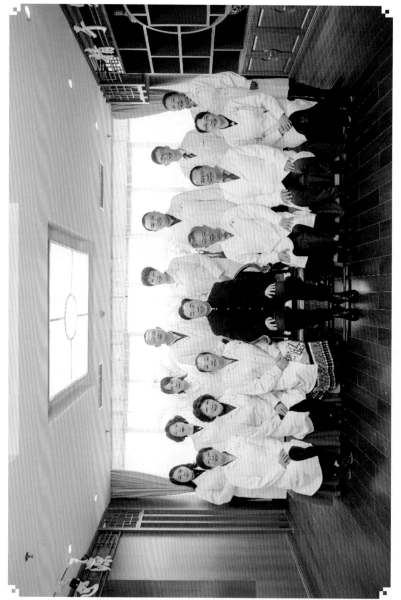

国医大师刘尚义与众徒弟合影

第一排（从左至右）：李燕、孙波、贾敏、刘尚义、杨柱、唐东昕、李兰

第二排（从左至右）：吴曦、叶瑜、刘华蓉、苏学旭、卫蓉、邱兴磊、吴文字、代芳

张伯礼序

中医药有文字记载的历史已经有两千余年,在保障民族繁衍昌盛,维护人民生命健康中发挥了重要作用,至今仍是健康中国建设的重要力量。在这次抗击新冠疫情中,中西医结合,中西药并用,成为中国方案的亮点,举世瞩目,迎来了自身发展的契机。

习近平总书记强调:"要遵循中医药发展规律,传承精华,守正创新……充分发挥中医药防病治病的独特优势和作用,为建设健康中国、实现中华民族伟大复兴的中国梦贡献力量。""守正创新"是中医药事业发展的基石,"守正"乃坚持中医之正道,"创新"乃谋求中医之发展。守正创新较之传承创新更加明确了要传承精华,弃其糟粕,推动中医药与时俱进,创新发展。

中医药虽然历史悠久,但其理念并不落后,如天人合一、整体观念、动态求衡、辨证论治、养生保健、复方治疗等,与当代医学前沿有异曲同工之妙。中医学为什么能历久弥新,学术长青,其内生动力就是学术的不断进步。我曾多次讲过,中医学恒定的是它的哲学思想,而理论方药却在不断发展进步。《刘尚义"从膜论治"理论与临床》可作案例。

余近年多次前往贵州,与尚义教授多有交流。知其早年师从葛氏疡科,擅治疡科疾病。《周礼•天官》载"疡医……掌肿疡、溃疡、金疡、折疡之祝药、劀杀之齐",《疡科心得集》亦认为"治外必本于内""外治法即内治法"。尚义教授认为"膜"的病位与现代医学黏膜有相似之处,也是人体脏腑的一道防线。故"膜病"包含了现代医学黏膜相关疾病。肌肤位于人体表面,一目了然,而膜位于内,肉眼无法视之,临证每多困难,若将内膜外翻,则如外在之肤,故在诊治内科疾病时,可将外疡科理法方药运用其中。尚义教授据此创立了"从膜论治"理论。理之切,思之巧,令人喟叹!

《刘尚义"从膜论治"理论与临床》探讨了膜病概念、源流、病因病机及其辨证特色,重点研究膜痒、膜疮、膜热、膜烂出血等症的诊疗要义。提出了"膜病生于风必用风药""膜病久入络必用虫药"的学术观点,初步创立了"中医膜病学"的理论体系和治疗方药。深入阐述膜病学"在内之膜,如在外之肤""在外之肤,如在内之膜""肤膜同位,从膜论治"的学术内涵,术道互参,道术结合,丰富发展了中医学术思想,开创了黏膜疾病治疗的新思路新方法,独树一帜,充分诠释了中医"异病同治"的学术思想,创造性地将其运用于肿瘤、妇科、脾胃等黏膜疾病的预防和治疗。

本书主编杨柱教授青年时代即师从尚义教授,是尚义教授最主要的学术传承人。2016 年余主编全国中医药行业高等教育"十三五"规划教材《中医内科学》,杨柱教授出任副主编,学术素养较高,文字功底扎实,为本教材的编写做出了积极贡献,也由此增进了我们的友谊。他先后任贵州中医药大学校长、党委书记期间,为了黔地苗药研究及产业发展,在学校提升教育教学水平、中医专业认证、水平评估、学校更名,尤其是争取博士学位授权点等重要工作方面做出了重要贡献,也赢得了业内同行的尊重、赞誉。今传《刘尚义"从膜论治"理论与临床》书稿示余,令余耳目一新,读后颇有收获,不畏粗浅,欣然为之序也。

中 国 工 程 院　院　　士
中国中医科学院　名誉院长　　张伯礼
天津中医药大学　名誉校长

2022 年元月于天津团泊湖畔

前 言

刘尚义教授为第二届国医大师，精通岐黄，博览群书，常将各类文化、思想融入中医治疗中，擅长治疗各类内科疑难疾病，门诊病人摩肩接踵，佳音繁馈。而早年师从葛氏疡科第七代传人赵韵芬，故亦擅用丹药、药线治疗疡科疾病，在后期的临床诊疗中，刘尚义教授亦将"疡科理论"运用在内科杂病治疗过程中，疡理疗疾，疡法诊疾，疡药治疾。刘老据内外相通之理，提出了"从膜论治"思想，为内科疾病的治疗提供了一种新的思路。

刘老认为体内一些囊状器官，如将其内皮外翻，即犹如外在皮肤，故这些器官内膜之病，与外在皮肤之病即有共通之处，在内之膜如在外之肤，肤膜同病，肤膜同位，异病同治，即为膜病理论"从膜论治"的核心内涵。

本书详细阐述了膜病的病位、病因病机、治疗原则。

膜病的病位，即黏膜所覆盖、通过官窍与外界相通的部位，包含呼吸道黏膜覆盖部位、消化道黏膜覆盖部位、泌尿系统黏膜覆盖部位、生殖系统黏膜覆盖部位等。膜病的病因为风、痰、瘀、毒。在长期临床诊疗中，刘尚义教授将"膜病"分为膜痒、膜疮、膜热及膜烂出血四类，不仅包含了疾病的症状特点，而且指出了疾病的发展阶段，并总结了四种类型膜病的辨证论治，如外风证、内风证、湿热证、痰热证、湿毒证、瘀毒证、阴虚证、阳虚证等。在治疗上，予以祛风辛散、清热解毒、燥湿化痰、活血化瘀、消癥散结、益气养血、补阳滋阴之法，将"消、托、补"三法结合。在理论探讨的基础上，本书进一步介绍了膜病理论在肺系、脾胃系、肾系疾病及妇科疾病、恶性肿瘤等方面的临床运用，并通过案例分析让读者更直观地理解膜病的临床治疗。

刘尚义教授常说"入则循规蹈矩，出则山花烂漫"，无论是外科疡科理论，还是中医基础理论，刘尚义教授在学习时遵理守正，纳诸家之法，融会贯通，并从国画、书法、京剧、围棋、周易等传统文化中，找出与中医的相通之处，将其运用于临床，形成具有自我特色的中医诊疗过程，"从膜论治"理论亦是如此。"从膜论治"理论是一套完整的体系,其体系在理论上有理可循,有迹可循。早期的"膜原"之说,结合现代医学,逐步扩展膜的部位,为"从膜论治"提供解剖基础;而中医整体观念,内外兼顾,为"从膜论治"提供理论基础;脏腑的内在关联性,风、痰、湿、瘀、毒等病理机制的一致性,为"从膜论治"提供治疗基础。

习近平总书记指出:"中医药学是中国古代科学的瑰宝,也是打开中华文明宝库的钥匙。"希望各位读者通过阅读本书能对中医传统理念及其创新魅力有所收获,并在临床诊疗中有新的体会。

杨　柱　唐东昕

2023 年 5 月

目　录

第一章　膜病理论

一、"膜"理论溯源

　　"膜"之学术渊源为《内经》中"募原"一词。"膜原"之说源自《内经》,"膜原"是先秦医家运用解剖手段,在直视观察下从形态学角度所得到的结构实体,具备可视、可触摸的组织特点,它的本体为筋,《素问·平人气象论》"脏真散于肝,肝藏筋膜之气也",《素问·痿论》"肝主身之筋膜",都说明了筋膜一体的观点。膜原是人体内相互联系,有血络行于其间,并且广泛分布于躯体、脏腑、分肉、胸腹、腠理之间与其空隙之处的一个筋膜状组织系统。膜原非脏非腑,又非奇恒之腑,就其分布而言却与五脏、六腑、奇恒之腑、经脉、形体皆有联系。[1] 随着对膜原认识不断的发展,后世论述在内容上基本保留了先秦时期对于膜原的各种看法,如《素问·举痛论》曰"寒气客于肠胃之间,膜原之下,血不得散,小络急引,故痛……寒气客于小肠膜原之间,络血之中",这里的"膜原"指的应是膈肌、腹膜之位。经文之中,有称"膜原"者,亦有称"募原"者。如《素问·疟论》曰:"其间日发者,由邪气内薄于五脏,横连募原也"。《史记·扁鹊仓公列传》:"一拨见病之应,因五脏之输,乃割皮解肌,诀脉结筋,搦髓脑,揲荒爪幕,湔浣肠胃,漱涤五脏,练精易形。"(郭嵩焘注:"幕同膜。")《类经·疾病类·痿证》曰:"膜,犹幕也。凡肉理脏腑之间,其成片联络薄筋,皆谓之膜,所以屏障血气者也,凡筋膜所在之处,脉络必分,血气必聚,故又谓之膜原,亦谓之脂膜。"这里把膜原扩展到分布于躯体、脏腑、分肉、腠理、形体、官窍之间的膜状组织。而对于膜原的认识,明代吴有性《温疫论》曰:"邪自口鼻而入,则其所客,内不在脏腑,外不在经

---

[1] 高嘉骏. 膜原理论研究 [D]. 北京:北京中医药大学,2007.

络，舍于伏脊之内，去表不远，附近于胃，乃表里之分界，是为半表半里，即《针经》所谓横连膜原是也……今邪在膜原者，正当经胃交关之所。"这里的"膜原"包含了"伏脊之内""附近于胃""半表半里"三个含义。张锡纯又谓"人身之膜原，无处不相联络，女子之胞室亦膜也。其质原两膜相合，中为夹室，男女皆有，男以化精，女以通经"，这里把"膜"的范围扩大到胞室。所以随着中医的发展，各医家对于"膜"的认识也在逐步形成并扩展。刘尚义教授也正是在这些认识的基础上，不断思考、摸索、完善"膜病"之含义。

二、从膜论治

（一）思想起源

刘尚义教授"从膜论治"思想的提出跟历代医家对于膜位置的认识有关，再结合解剖知识而总结得出。《素问•疟论》曰"其间日发者，由邪气内薄于五脏，横连募原也，其道远，其气深，其行迟，不能与卫气俱行，不得皆出，故间日乃作也"，用解剖知识解释，其所说的应该是"膈肌"。《素问•举痛论》曰"寒气客于肠胃之间，膜原之下，血不得散，小络急引，故痛……寒气客于小肠膜原之间，络血之中"，此时膜原的解剖部位还包含了腹膜。《灵枢•百病始生》曰"留而不去，传舍于肠胃之外、募原之间，留著于脉，稽留而不去，息而成积"，此时膜原扩大到胃肠之外，扩展了膜原的解剖部位，就是现代医学所说的腹膜、腹膜腔和腹膜形成的大、小网膜等结构。唐代杨上善的《黄帝内经太素•伤寒•五脏痿》云"膜者，人之皮下肉上膜，肉之筋也"，指出膜为皮肉之间的筋膜组织。《类经•疾病类•痿证》认为膜原是广泛分布于躯体、脏腑、分肉、腠理、形体、官窍之间具有维系联络作用的膜状组织，把膜原的部位又进一步扩展到了筋膜间隙。清代名医薛生白在《湿热病篇》说"膜原者，外通肌肉，内近胃腑，即三焦之门户，实一身之半表半里也。邪由上受，直趋中道，故病多归膜原"，他认为膜原之部位是指中焦胃脘之筋膜或空隙之处，其解剖部位就相当于腹膜或小腹膜腔。张锡纯谓"女子之胞室亦膜也"，把"膜"的范围扩大到胞室[1]。所以综上可以看出，"膜原"的位置

---

[1] 夏勇良. 探析"膜原-三焦门户"说[J]. 浙江中医杂志，2003，38（8）：326-327.

逐步扩大完善到膈肌、胸膜、腹膜、腹膜腔、腹膜形成的大小网膜、筋膜、筋膜间隙、宫腔等结构，故刘尚义教授依"异位同治"，认为其在外所覆盖之肌肤，对应在内所覆盖之膜，人体内一些管腔、空腔类组织、器官，如气管、咽喉、胃、膀胱、宫腔等，此类囊状、空腔器官，其表面所覆之膜亦可翻转视之如肤，至此，刘尚义教授建立了自己"膜"的理念，在内之膜，如在外之肤，提出"肤膜同病""从膜论治"的观点。

（二）形成过程

基于前人的发展总结，刘老认为"膜"的病位与现代医学黏膜有相似之处，比如消化道、呼吸道、泌尿生殖道或腔内附的膜，是保护人体的一道防线，故"膜病"包含了黏膜相关疾病。刘老认为，肌肤位于人体表面，一目了然，通过中医望闻问切便可辨证论治，但膜位于内，无法肉眼视之，临证每多困难，通过现代检查技术，如胃镜、肠镜，一些黏膜病变，如溃疡、糜烂、出血、肿块，好比皮肤溃烂、出血、疮疡等，具有共通之处，乃体内疾患，临证中犹如一囊，将内皮翻出，如在外之肤，此时"从膜论治"理论有所雏形。同时因刘老曾师承葛氏疡科，善用丹药、药线治疗疡科疾病。《疡科心得集》中指出"治外必本于内""外治法即内治法"。故在临床过程中，刘老认为将体腔疾患，如咽、食管、胃、肠、膀胱、子宫等，想象将其内"皮"翻过来，其溃疡、肿瘤、炎症等疾患，均犹如体外肤膜疮疡、溃烂、流脓流水一样，可按照疡科理论来辨证施治，至此为"从膜论治"打下理论基础，并根据症状及病理特性，分为了膜痒、膜疮、膜热、膜烂出血。在治疗上，因"肤膜同病"，对于在外肌肤，通常采用"宣散之法"，对于"膜原"之病，亦通常采用"宣透之法"以利邪气外出，此与肌肤之病有异曲同工之妙。此治法基于中医"肺主皮毛"理论，《素问·六节藏象论》云"肺者，气之本，魄之处也，其华在毛，其充在皮"，《灵枢·决气》云"上焦开发，宣五谷味，熏肤、充身、泽毛，若雾露之溉"，《素问·经脉别论》云"食气入胃，浊气归心，淫精于脉，脉气流经，经气归于肺，肺朝百脉，输精于皮毛"，均说明肺与皮毛的关系，故治肤之药多具疏风、解表、辛透之用，有宣肺、肃肺、补肺、清肺之效。对于"膜病"治疗亦采用治肺法，灵活运用治肺八法：宣肺、肃肺、清肺、泻肺、温肺、润肺、补肺、敛肺，调畅肺气，以达"异病同治"之目的。同时，刘老将疡科常用药，如清热解毒药、活血化瘀药、补虚药、祛风药，用于内在膜之病变的治疗中，比如清热解毒的冬凌草、猫爪草、葎草；活血化瘀的莪术、蜈蚣、水蛭；补益的龟甲、鳖甲、玉竹、石斛；祛风的防风、羌活、荆芥、地肤子、白鲜皮等。通过不断总结，形成了以"在内之膜如在外之肤，在外之肤如在内之膜""肤膜同病，肤膜同位"为要点的"膜病"理论。

（三）理论内涵

刘尚义教授结合解剖学知识，将"膜"定义为一些空腔脏器或与外界相通的官窍的黏膜，比如呼吸道，包括鼻、咽、喉、各级气管、肺；消化道，包含口腔、食管、胃、肠道；泌尿系统，有尿道、膀胱、输尿管、肾；生殖系统，有阴唇、阴蒂、阴道、子宫等。基于中医理论，刘老"肤膜同病，从膜论治"是治肺法的补充，是疡科理论的外延。比如将治肺之法用于调理脾胃、女子胞。《素问·平人气象论》曰"胃之大络，名曰虚里，贯膈络肺，出于左乳下，其动应衣，脉宗气也"，《素问·太阴阳明论》云"脾与胃以膜相连"，脾胃与肺的联系使得脾胃之膜病可从肺而治，比如脾胃气机逆乱时，可宣肃肺气而胃气得降、脾气得升，可用苏梗、青皮、陈皮、紫菀等[1]。而疡科理论从外引内，扩展了一些内科疾病的治疗思路，比如肿瘤，内在呼吸道、消化道、泌尿系统、生殖系统肿瘤，其如在肤之疮疡之症，故刘老"引疡入瘤"，提出了疡理诊瘤、疡法治瘤、疡药疗瘤的理论体系。并根据在外疮疡常见瘙痒、破溃、化脓、出血、腐烂等症状，分为膜痒、膜疮、膜热、膜烂出血，根据辨证，采用疡科理论，并加以发展。所以，刘老"从膜论治"观点是对中医理论的发扬，是对疡科理论的创新，为临床疑难杂症的辨证和治疗提供了思路。

（四）核心要义

刘尚义教授"从膜论治"基于"肤膜同病""内病外治""疡理变用"而提出，体现了中医"异病同治"之理。体腔疾患均可以想象把内"皮"翻过来，犹如咽、食管、胃、肠、膀胱、子宫等黏膜暴露在视野下，"在内之膜，如在外之肤"，其炎症、溃疡、肿瘤等均可按疡科理论来辨证施治，并总结出膜痒、膜疮、膜热、膜烂出血等临床病症的诊治要点。"异病同治"在于膜与肤具有相同病理基础，即风、痰、瘀、毒。外风侵袭、内风扰动，则可发为膜痒。

[1] 邹立华,廖志峰. 慢性胃炎从肺论治探析 [J]. 湖北中医杂志,2002,24(10):22-23.

痰、瘀内凝，郁久化热，而致膜热，热盛动血，血行脉外，则致膜烂出血。热聚成毒，脉络受损，化腐成脓，而致膜疮，膜烂出血。对于疾病初起，病情较轻，病势较浅，治疗应注意清轻宣透。病程日久，正气渐虚，邪气渐入里，与气血相搏结，阻滞脉络，日久痰、瘀、血相互搏结，蕴结成毒，痰、瘀、毒流注周身，治疗过程中应注意在补益扶正的基础上加予活血祛瘀、化痰散结、清热解毒等药。在辨证论治过程中，以疾病的病因病机、病理特性等为基础，刘老总结出了以"在内之膜如在外之肤，在外之肤如在内之膜""肤膜同病，肤膜同位"为核心内涵的膜病理论。

三、膜病的辨证论治

（一）膜病病位

刘尚义教授对膜的认识，认为其病位与现代医学黏膜有相似之处，黏膜由上皮组织和结缔组织构成，其结缔组织部分被称为固有层，而上皮组织部分被称为上皮，内有血管和神经，能分泌黏液，是人体免疫系统的第一道防线。膜病即黏膜相关疾病，刘尚义教授认为，皮肤疾病位于身体表面，视而可见，可通过望闻问切以辨证论治，但黏膜位于脏器内壁，难以观之，临证每多困难，难以辨其寒热虚实。体内疾患，临证中犹如一囊，将内"皮"翻出，一目了然。随着现代医学内镜技术发展，各脏器的黏膜病变已能在显微技术下观其貌，如溃疡、白斑、糜烂、出血等均能检查见到，观其病变特点，与皮肤疾病有共通之处。总的来说，膜病病位如下：黏膜覆盖并通过官窍与外界相通的部位，包含呼吸道黏膜覆盖部位（鼻腔、咽、喉、气管、支气管和肺）、消化道黏膜覆盖部位［口腔、咽、食管、胃、小肠（含十二指肠）、空肠、回肠和大肠（含盲肠、阑尾、结肠、直肠）］、泌尿系统黏膜覆盖部位（肾、输尿管、膀胱及尿道）、生殖系统黏膜覆盖部位（阴阜、大阴唇、小阴唇、阴蒂、阴道前庭、阴道、子宫和输卵管）等。

（二）膜病病因

风、痰、瘀、毒是膜病的病理基础。风邪包含外风和内风，外风引起膜病是由于风邪乘袭引起营卫不和，邪客腠理肌肤，发为痛痒；邪气郁闭，内不得通，外不得泄，可致经络不畅，气滞血瘀。内风，虚者是指因素体虚弱，或大病久病耗伤营阴，或肝肾阴血不足，致血虚生风化燥，皮肤黏膜失于温煦濡养，而致痒痛、干燥、色素减退等。实者多因饮食不节，嗜食肥甘醇酒，损伤脾胃，脾失健运，湿浊内生，日久化热，热盛生风；或情志因素，五志化火，血热内蕴，化热生风；或素体血热，因外邪引动，热盛风动，内不得疏泄，外不能透达，郁于黏膜而致膜痒、膜疮、膜烂出血。

痰的成因与水液代谢失职密切相关，涉及肺脾肾三脏。肺为水之上源，贮痰之器，通调水道，下输膀胱，脾主运化（运化水液），为生痰之源，肾主水，为生痰之根。张锡纯先生认为"痰之本原在于肾"，肺脾肾功能失调，则生痰湿；痰湿阻滞，影响气血运行，而致瘀血；痰瘀胶结，化热生毒，而致膜痒、膜疮、膜烂出血。

瘀血的形成主要是血液在脉道中运行障碍而致，有虚实两类。实者多因气滞、血寒和血热。气滞者多因情志因素，肝郁气滞，气为血帅，气行则血行，气机阻滞不能推动血液的运行导致气滞血瘀；感受寒邪，寒邪客于血脉则凝滞收引导致寒凝血瘀；感受热邪，热灼津液，血液黏稠，血行不利而致热灼血瘀。虚者多因气虚和血虚。气虚者无力推动血液运行导致气虚血瘀；血虚者脉道涸涩，经脉不能滑利通畅而致血瘀。瘀血停滞，影响水湿运化，化生痰湿，痰瘀胶结，化热生毒，而致膜痒、膜疮、膜烂出血。

毒，《说文解字》："毒：厚也。害人之草，往往而生。""厚"为聚集的意思，指对人体有害的草到处生长，因古人认识的限制，此处的"草"可以拓展为对人体有害的有形或无形之邪，当聚集到一定程度便成为毒邪。痰瘀日久化热，胶着不解，便成为毒邪。其致病特点有三个方面：性质为阳邪，易伤津耗气；其性峻烈，毒之致病，初起隐匿，待聚集到一定程度，发病猛烈，热盛肉腐，易致肿疡，喻嘉言指出："疮疡之起，莫不有因。外因者，天行不正之时毒也，起居传染之秽毒也；内因者，醇酒厚味之热毒也，郁怒横决之火毒也。"易沉伏，治疗之后难以尽除，余毒伏于体内而致疾病缠绵难愈、变证丛生。

综上，膜病的产生主要由风、痰、瘀、毒所致。其中，风为百病之长，既可兼夹他邪侵犯人体，而致营卫失和，又可因体内痰、瘀、毒等病理产物积聚，而致体内阳气运行不畅，亢逆变动而生风。《临证指南医案》："内风，乃身中阳气之变动。"同时又因风善行而数变的特点导致膜病演变迅速，痰瘀毒交阻导致疾病缠绵难愈，这四个核心构成了膜病的病理基础。

（三）膜病病机

刘尚义教授认为，肺主皮毛是探讨膜病病机的根本。肺主皮毛源于《黄帝内经》，书中多个部分论述了肺的功能与皮毛的关系，如《素问·六节藏象论》云"肺者，气之本，魄之处也，其华在毛，其充在皮"，指出肺在体合皮，其华在毛。《灵枢·决气》云"上焦开发，宣五谷味，熏肤、充身、泽毛，若雾露之溉"，《素问·经脉别论》云"食气入胃，浊气归心，淫精于脉，脉气流经，经气归于肺，肺朝百脉，输精于皮毛"，指出肺为五脏六腑之华盖，肺气宣发将脾所转输的津液和水谷精微布散周身，"若雾露之溉"，充养、润泽肌肤，而使皮肤致密柔软，毫毛光泽，若肺不能输精于皮毛，则皮毛憔悴无泽，或变生他疾。基于肤膜同病的机制，肺的功能失调，不能宣发卫气，布散津液，输精于皮毛，皮肤黏膜失于精微物质营养，失于卫气与津液的温养和润泽，不能成为抵御外邪侵袭的屏障而发生多种黏膜病变。因此，"肺主皮毛"功能在膜病的发生中起着至关重要的作用。

（四）辨证思路

膜病根据其证候特点分为膜痒、膜疮、膜热、膜烂出血。其内涵有两个方面：一方面是指三类不同的疾病，即主要表现为痛、痒、麻木等感觉异常，疮疡，糜烂出血等不同症状特点的疾病；另一方面指疾病的发展阶段。

阴阳辨证在疡科的发展百家争鸣，其中清代著名外科学家王洪绪所著《外科证治全生集》云："症之根盘，逾径寸而红肿者谓痈，痈发六腑……白陷者谓疽，疽发五脏，故疽根深而痈毒浅。"张山雷则注重局部和整体相结合，述曰："疡科辨证，首重阴阳。而阴阳二字，所包者广，不仅以热症为阳、寒症为阴，红肿焮起为阳、平塌坚硬为阴也……观其人之气体虚实及病源浅深，而始有定论。"顾世澄在《疡医大全·论阴阳法》中说："凡诊视痈疽施治，必须先审阴阳，乃为医道之纲领。阴阳无谬，治焉有差！医道虽繁，而可以一言蔽之者，曰阴阳而已。"

张介宾在《景岳全书·外科钤》中从病位、证候特点和预后进行了论述："盖在脏在骨者多阴毒，阴毒其甚也。在腑在肤者多阳毒，阳毒其浅也。所以凡察疮疡者，当识痈疽之辨。痈者热壅于外，阳毒之气也，其肿高，其色赤，其痛甚，其皮薄而泽，其脓易化，其口易敛，其来速者，其愈亦速，此与脏腑无涉，故易治而易愈也。疽者结陷于内，阴毒之气也，其肿不高，其痛不甚，其色沉黑，或如牛领之皮，其来不骤，其愈最难。"

刘尚义教授在临证中博采众长，在前人认识基础之上，擅用"从膜论治"理论指导疡科疾病的诊治，总结出疡科的阴阳辨证应结合病灶局部、全身证候和病程综合辨证。病灶局部辨证不红不肿，不热或微热，不痛不痒，摸压之，或石硬板结，毫无松软处，或柔软如棉，创面不流血，不流脓，俨如腊肉状，此为阴证；病灶局部红肿热痛，肿块硬软适度，创面组织红活，易化脓或成脓，溃后脓出肿胀渐消，此为阳证。从病程来看，新病初起为阳证，病久缠绵难愈，病势迁延为阴证；从病位来辨，发于皮肤肌腠的属阳，深发于筋骨的属阴；从发病缓急分辨，发病急速的属阳，发病缓慢的属阴；从肿势来看，肿胀形势高起、红肿界限明显的属阳，平塌下陷、红肿散漫界限不清楚的属阴；从脓液来看，溃后脓液黄白稠厚的属阳，初溃后脓液稀薄如米泔者属阴；从预后顺逆来分，一般阳证初起易消、成脓易溃、脓净易收敛，病程短，预后多顺，阴证初起难消，成形难溃，溃后脓腐难脱难收口，病程长，预后多逆。但在临证中的症候表现不一定为明显的阳证或阴证，有的表现为半阴半阳，也有根据病情的变化和治疗的情况由阴转阳或由阳转阴的，应抓住主要矛盾合理施治。

刘尚义教授在疡科的治疗中强调内外修治，病显于外，其因在内。内治法是针对病因用药，辨证施治；外治法是针对病灶局部用药，内外结合，易收良效。内服方药根据病位选方用药，"其高者，因而越之"，即病位在胸之上者，可用涌吐升散法向上泄越邪气，主要以仙方活命饮、千金苇茎汤加桔梗等；"其下者，引而竭之"，病位在脐以下的，引导邪气从前后二阴而出，主要以大黄牡丹皮汤加减治疗。针对疮疡阴证，以阳和汤加减化裁，并可加入蜈蚣、全蝎等药物通络软坚散结，促进阴证向阳证的转化。

对于膜病的治疗，刘尚义教授还善用膏方和药线等外治法。针对阳证早期主要是清热解毒，活血化瘀，消肿散结止痛，用加味太乙膏外敷患处，待疮疡中期，主要是引邪外出，使邪毒有出路，因此运用药线疗法，以线浸湿白及浆汁，渗上三仙丹，放入脓腔引流，外敷加味太乙膏盖定，每日换药以清热解毒，逐瘀排脓。针对阴证早期主要是温阳散寒，解凝消滞，采用温阳解凝膏外敷，结合阳和汤内服，待疮疡中期以三仙丹制成药线，放入脓腔引流，外敷温阳解凝膏，每日换药，引脓外出。此治法针对阴证瘤疾，以温阳药物内服外治以激化矛盾，阳光普照，阴霾四散，发挥丹药祛腐生肌、呼脓祛毒之优势。

刘尚义教授认为膜病与疡科疾病有很多共同之处，对疡科疾病提出了三期论治的观点。

他认为疾病早期由于外感和内伤等原因，导致热毒内蕴，邪正相争，引起局部气血凝滞，营卫不和，气机紊乱，血液运行不畅，瘀血阻络，凝滞于病灶，郁而化火生毒，导致疮疡肿痛的发生，治疗当应"结者散之"，以托散为法，用药以祛邪为主、扶正为辅。刘尚义教授每遇疮毒初起，赤肿属阳证者，投用仙方活命饮加减，皆收卓效。阴证者以阳和汤加减，使疮疡由阴转阳，加快愈合。

疾病中期，正不胜邪，热毒深壅，滞而不散，煎熬精血津液，久则热胜肉腐，肉腐而成脓，导致脓肿形成。应"坚者削之"，扶正祛邪并重，因势利导，引邪外出。刘尚义教授在治疗中，阳证予千金苇茎汤加减清热解毒，化痰逐瘀排脓，并以三仙丹药线放入脓腔引流，太乙膏外敷；阴证予阳和汤加减温阳补血，散寒通滞，外敷温阳解凝膏，先激化矛盾，以破坏不战而和之态，待疮疡由阴转阳时以三仙丹药线引流。

疾病晚期，脓腔引流，脓液畅泄，毒从外解，形成溃疡，腐肉逐渐脱落，新肉生长，最后疮口结痂愈合；或者抗病能力强，脓肿自溃，脓毒外泄，腐脱新生，疮口结痂愈合，为疮疡的后期溃疡阶段。若正虚则不能托毒外达，导致疮疡缠绵难溃，甚至毒邪内陷，危及生命。此期应养阴扶正为主、祛邪为辅，促使疮疡溃破和愈合。刘尚义教授善用养阴之品以收功，阴生阳长，通过物质基础的补充达到功能的恢复。

（五）治疗原则

刘尚义教授"从膜论治"疡科疾病的治疗中注重平衡阴阳，以平为期，提出"高者抑之，陷者升之"，引用了老子描述自然界保持生态平衡的法则"损有余而补不足"，即"高者抑之，制其胜也；下者举之，济其弱也"，而在临证中也遵循此规律。针对疮疡红肿热痛、热毒壅盛、肉腐脓成等情况可"高者抑之"，即运用清热解毒、泻下、渗湿、排脓、收敛等药物使邪有出路，祛邪外出；针对疮疡迁延不愈、创面平塌、久不收口、流脓淌水等现象可"下者举之"，即托法，包含了将下陷之正气托举上升之意，亦蕴藏了将内陷之毒邪托举于外的概念。对于疮疡高出皮面者应抑制其生长,对疮疡塌陷、低于皮肤表面的应以促进创面愈合为原则,从而达到以平为期[1]。

膜病的病因责之于风、痰、瘀、毒,根据"肤膜同位,肤膜同病"的理念,治疗应从"肺主皮毛"入手,从肺论治贯穿于疾病治疗的全程。灵活运用宣肺、肃肺、清肺、泻肺、温肺、润肺、补肺、敛肺八法,调畅肺气,恢复肺的宣降功能。宣肺,是宣通肺气之膹郁,防风、蝉蜕为宣肺之代表药。肃肺,肃是清除的意思,肃肺即是降气,在于肃清痰火水饮。先宣肺后肃肺是先表后里之大法,宣肃并行则属表里双解。肃肺药多平和,如紫菀、款冬花、百部等即是。清肺,属清法范畴,常用药有桑白皮、黄芩、冬凌草等。泻肺,是泻肺中痰火和水湿,与肃肺有轻重缓急之别,药性峻猛,葶苈子为代表药。温肺,是温化肺中寒饮之法,甘草干姜汤、小青龙汤等属温肺范畴。润肺,针对阴虚肺燥,常用知母、百合、沙参、麦冬、石斛、玉竹等。补肺,主要指补肺气,于一般补气药中择其温而不燥者,如黄芪、白术等即是。敛肺,在于收敛肺气之耗散,如五味子等,敛肺药必须与补肺药同用。

(六)分型论治

1. 膜痒 主要表现为皮肤黏膜瘙痒、疼痛、麻木或分泌物增多。

(1)外风证

主症:皮肤黏膜瘙痒、疼痛、麻木或感觉异常,或局部无异常,舌质淡红,苔薄白或薄黄或腻,脉浮。

病因病机:风性开泄为阳邪,易搏于皮肤黏膜,发为痛痒;风善行而数变,或窜于皮肤黏膜经络,或客于腠理,营卫不和而致痛痒;风为百病之长,寒、湿、热等邪气易随风而入,侵袭人体,湿毒内蕴,腠理失和,而致皮肤黏膜痒痛。

治则治法:祛风清热,解毒止痒。

方药:"风盛则痒",治宜祛风止痒。可用羌活、防风、蝉蜕、露蜂房、荆芥、白芷等祛风解表,调和营卫;刺蒺藜、皂角刺、当归、川芎、莪术、刘寄奴等化瘀通络,以祛络中之邪,同时还有"治风先治血,血行风自灭"之意。夹湿热者,加地肤子、白鲜皮清热利湿;血热者,加生地、丹皮清热凉血;夹痰

---

[1] 占永久,陈佳. 薛己《外科发挥》肿疡辨治思想探析 [J]. 江苏中医药,2019,51(8):12-13.

湿者,加藿香、胆南星从肝脾入手清化痰湿,以恢复肝之疏泄,脾之运化。

除上述药物外,在膜痒的用药组合中,刘老常用以下3组药对。

药物组合厚朴、苍术祛风燥湿化痰。其中厚朴苦、辛,温,归脾、胃、肺、大肠经;能燥湿消痰,下气除满,用于湿阻中焦。苍术辛、苦,温,归脾、胃、肝经;能燥湿健脾、祛风散寒。两药相合可使湿除脾运,中阳得振,解湿邪困脾。

药物组合地肤子、白鲜皮清热利湿。其中地肤子性寒,味辛、苦,归肾、膀胱经;能清热利湿、祛风止痒。白鲜皮苦、寒,归脾、胃、膀胱经;能清热燥湿、祛风止痒、解毒。地肤子善祛皮肤之湿,白鲜皮善燥太阴阳明之湿,二药合用则内外之湿兼祛而又能祛风解表止痒。

药物组合金钱草、田基黄清热利湿。金钱草味甘、咸,微寒,归肝、胆、肾、膀胱经;能利水通淋、清热解毒、散瘀消肿。田基黄甘、苦,凉,归肝、胆经;能清热利湿、解毒、散瘀消肿。

以上3组药物组合从肺脾肝入手,通过肺之宣降、通调水道,脾之运化,肝之疏泄等功能以调节水液代谢,使痰湿得去,但在用药配伍中注重了祛风除湿,充分体现了"风盛则痒"和膜痒为病之初起的疾病特点。

(2)内风证

主症:局部皮肤黏膜瘙痒甚或疼痛,或干燥,或伴局部黏膜色素减退,舌红,苔少或薄白,脉细。

病因病机:肾藏精,肝藏血,肝肾同源,素体虚弱,或久病失养,或多产房劳,或失血过多,重耗精血,肝肾亏损,血虚生风,则局部瘙痒;肝肾阴液亏虚,局部黏膜失于滋养,而致色素改变。情志不畅,肝失疏泄,气滞血瘀,五志化火而致血热,热盛风动而致瘙痒;久病血伤入络,脉络瘀滞,黏膜失于濡养,而致色素改变。

治则治法:养血润燥,祛风止痒;疏肝清热,祛风止痒;化瘀通络,祛风止痒。

方药:以防风、白芷、蝉蜕、蜂房等祛风通络止痒;若阴虚者,以玉竹、石斛、黄精、桑椹等养阴润燥,若阴虚较重,以大补阴丸滋阴降火;有血热者,加生地、丹皮凉血润燥;若肝郁气滞血瘀者,加佛手、郁金、石决明、珍珠母等疏肝解郁,平肝潜阳;若络伤瘀滞,轻者加莪术、刘寄奴、王不留行等活血化瘀,重者以水蛭、蜈蚣、土鳖虫等虫类药搜剔经络。

（3）湿热证

主症：局部皮肤黏膜瘙痒，灼痛，或伴色素减退，浸淫流液，或带下量多，烦躁，大便秘结，舌质红，苔黄腻，脉数。

病因病机：饮食不节，嗜食肥甘厚味，损伤脾胃，脾运失职，蕴湿化热，或情志抑郁，肝木乘脾土，肝郁化热，脾虚生湿，湿热内蕴，内不疏泄，外不畅达，郁于皮肤黏膜腠理，而致瘙痒；湿毒内袭，浸渍黏膜而致瘙痒，局部色素减退；湿热下注而致带下量多，色黄气秽，日久局部黏膜破溃、渗流黄水；湿热蕴结则胸闷烦躁，口苦口干，尿赤便秘。

治则治法：清热利湿止痒。

方药：金钱草、田基黄、萆薢、六月雪、地肤子、白鲜皮等清热利湿止痒，以石决明平肝潜阳，抑肝扶脾；皂角刺以排毒搜风；荆芥、防风等祛风升阳除湿；冬凌草清肺以治水之上源，使肺通调水道，下输膀胱，邪从小便而出；大便不通者，予紫菀、决明子，从肺和大肠相表里入手，或运用生、熟大黄，通腑泄热，使邪从大便而出，充分体现了使邪有出路。

（4）阳虚证

主症：局部皮肤黏膜瘙痒或刺痛，干枯色白，伴四肢不温，少腹冷痛，腰膝乏力，面色不华，舌淡光滑，脉沉细。

病因病机：阳气乃温煦之气，阳气温煦气化无力，不能化水生津，以致水饮痰湿滞于体内，成为致病之源，痰湿流注于皮肤黏膜而致瘙痒；寒湿阻滞经络，络伤血瘀，无力透邪，而致瘙痒。脾肾阳虚，则虚寒内生，冲任虚寒，皮肤黏膜失于温煦，气血流通受阻，故皮肤黏膜色素减退。

治则治法：温阳利湿，化瘀通络止痒。

方药：治疗当从肺脾肾三脏入手，以熟附片、胆南星温阳化痰利湿，其中胆南星清热化痰，可以制约附子热性，二药合用温化痰饮。附子、巴戟天、续断、狗脊温脾肾之阳，治痰之源和痰之根，冬凌草清热化痰从贮痰之器入手，恢复肺脾肾三脏主水之功；以金钱草、田基黄、萆薢、六月雪清热化痰利湿，以除体内痰湿；以当归、川芎、莪术、鸡血藤活血化瘀通络，恢复局部皮肤黏膜的气血濡养，缓解瘙痒、色素减退等症状。

2. 膜疮 主要表现为皮肤及黏膜红肿、结块，或表面破溃成疮。

（1）痰热证

主症：皮肤黏膜色素减退、粗糙、皲裂、红肿而痒，或溃疡，抓破处流黄水，有湿疹样改变，局部灼热痛，带下多而黄臭，舌红，苔黄腻，脉滑数。

病因病机：一为先天禀赋不足；二责于饮食不节，嗜食肥甘厚味；三责于劳逸失衡，少动多静，水谷精微输布运化失常；四责于情志失调，肝郁气滞，水液运化失常，聚湿生痰，气郁痰结日久而生热。痰阻日久，阻碍气血运行可致痰瘀互结；气血瘀阻，水液运行障碍又可集聚为痰，二者胶结不解，缠绵难愈。

治则治法：清热豁痰，化瘀通络。

方药：以胆南星、大贝母、莱菔子、茵陈、萆薢、六月雪清热化痰，从肝之疏泄、脾之健运两方面入手解决痰湿问题；金钱草、田基黄、地肤子、白鲜皮清热利湿，散瘀消痈，使邪有出路；金银花、冬凌草能疏散风热，清热利湿、解毒消痈，从通调水道入手引邪外出；羌活、蝉蜕祛风升阳除湿，充分体现了风能胜湿的用药特点；制大黄泻热通便，充分体现了肺与大肠相表里，使邪从大便而出；莪术、川芎、茜草活血化瘀通络，利于水湿的运行，解决痰瘀胶结的矛盾。

除上述药物外，针对膜疮痰热常用以下组合。

黄连、吴茱萸抑肝和胃。其中黄连清热燥湿、泻火解毒、清心除烦；吴茱萸温中散寒、下气止痛、降逆止呕、杀虫；黄连苦寒泻火、直折上炎之火势，吴茱萸辛散温通、开郁散结、降逆止呕，二药伍用，有辛开苦降，反佐之妙用。以黄连之苦寒，泻肝经横逆之火，以和胃降逆；佐以吴茱萸之辛热，以类相求，引热下行，以防邪火格拒之反应；共奏清肝和胃制酸之效，以治寒热错杂诸症。

黄连、法半夏清热化痰。其中黄连苦、寒，归心、脾、胃、肝、胆、大肠经；能清热燥湿、泻火解毒。法半夏辛、温，归脾、胃、肺经；能燥湿化痰。二者合用，辛开苦降，能清热解毒，燥湿化痰，治痰热内阻。

葛根、黄连、黄芩，取于《伤寒论》葛根芩连汤的用药精髓，解表清里。方中重用葛根，甘辛而平，既能解表退热，又能生发脾胃清阳之气而止下利，为君药；臣以黄芩、黄连清热燥湿，厚肠止利。合用可外解肌表之邪，内清肠胃之热。

厚朴、苍术祛风燥湿化痰。

瓜蒌皮、法半夏理气化痰。其中瓜蒌皮甘、微苦，寒，归肺、胃、大肠经；能清化热痰、利气宽胸，用于痰热咳嗽，胸闷胁痛。半夏辛、温，燥湿健脾化痰，以绝生痰之源。二者合用以调节肺通调水道和脾主运化的功能，使痰湿有出路。

胆南星、藿香清热化痰。其中胆南星苦寒、微辛，凉，归肺、肝、脾经；苦能燥湿化痰，寒能清热，故有清热化痰之功效，南星走经络，偏于祛风痰。藿香味辛，性微温，归肺、脾、胃经；能祛暑解表、化湿和胃，其善理中州湿浊痰涎，为醒脾快胃、振动清阳妙品；且芳香而不嫌其猛烈，温煦而不偏于燥热，能祛除阴霾湿邪，而助脾胃正气，为湿困脾阳，怠倦无力，饮食不甘，舌苔浊垢者最捷之药。二者合用，从肺、肝、脾入手，善治各种风热痰阻。

金钱草、田基黄清热利湿。金钱草味甘、咸，微寒，归肝、胆、肾、膀胱经；能利水通淋、清热解毒、散瘀消肿。田基黄甘、苦，凉，归肝、胆经；能清热利湿、解毒、散瘀消肿。二者合用，善清下焦湿热。

在膜疮的病理因素中同样有痰热，但用药与膜痒有区别，体现了疾病由表及里、由浅入深的过程。在膜痒的治疗中注重风痰病机，故加以宣肺化痰，祛风豁痰；而在膜疮的治疗中注重中焦脾胃，盖因脾为生痰之源。

（2）湿毒证

主症：疮形平塌，根脚漫肿，疮色紫滞或晦暗，疮面脓水浸渍蔓延，久不收口，或痒或痛，舌质红，苔黄腻，脉数。

病因病机：指湿气郁积日久成毒而言。若正气内虚，湿毒炽盛，或治疗失时或不当，以致正不胜邪，反陷入里，湿毒内陷营血，血郁气滞，毒湿发于黏膜腠理则为疮疡肿胀，称为"湿毒流注"。

治则治法：养阴豁痰通络，散瘀解毒消痈。

方药：在痰热瘀阻用药的基础上加蜈蚣，以搜剔络中之邪；以黄精、桑椹、玉竹、石斛滋养肺胃肝肾之阴，以托补之法促进邪毒外出。

（3）阴虚证

主症：皮肤黏膜疱疹、溃疡反复发作，隐痛，创面颜色红，手足心热，咽干口渴，舌红少津，脉细数。

病因病机：素体阴虚，或劳倦思虑、大病久病耗伤阴液，肝肾阴虚，虚热内扰，正不胜邪，而致皮肤黏膜疱疹及溃疡反复发作。

治则治法：养阴清热消痈。此法是疡科治疗托法的运用。

方药：以玉竹、石斛、黄精、桑椹滋养肺胃，补益肝肾，通过精血的化生促进皮肤黏膜的濡养，另一方面，通过精微物质的化生促进功能的恢复，即阴中求阳；石决明、珍珠母疏肝解郁，平肝潜阳，恢复肝体阴用阳的功能；生地、丹皮清热凉血；冬凌草、地肤子、白鲜皮清热利湿，使邪有出路；莪术、川芎、刘寄奴、刺蒺藜活血通络，促进局部皮肤黏膜的血液运行，促进创面愈合。

膜疮阴虚的用药主要体现为养阴，玉竹、石斛为代表药对。方中玉竹甘、微寒，归肺、胃经；能养阴润燥、生津止渴，用于肺胃阴伤。石斛甘、微寒，归胃、肾经；能益胃生津、滋阴清热。二者合用可以滋养肺胃之阴。

黄精、桑椹滋养肾阴。其中黄精甘，平，归脾、肺、肾经；能补气养阴、健脾、润肺、益肾。桑椹甘、酸，寒，归肝、肾经；能滋阴补血、生津润燥，用于肝肾阴虚。二者合用主要补益肝肾之阴，能养血润燥、祛风止痒。

膜疮和膜痒阴虚证的治疗中体现了疾病由表入里的特点。膜痒的养阴治疗多从肺胃之阴入手，而膜疮从肺胃、肝肾之阴入手，体现了疾病由轻到重，穷必归肾的演变过程。

（4）阳虚证

主症：皮肤黏膜色素减退、疱疹溃疡反复发作，疮面平塌凹陷，颜色淡红，痛势不甚，绵绵不绝，伴四肢不温，口干喜热饮，倦怠乏力，面色苍白，腰背酸痛，尿频清长，大便溏薄，舌质淡苔薄，边有齿痕，脉沉细无力。

病因病机：素体阳虚，或其他原因使肾阳虚损，阳虚则生内寒，冲任虚寒，皮肤黏膜失去温煦，阳虚不能温化水湿，寒湿凝聚于皮肤黏膜，气血流通受阻，故发生疮疡。寒湿郁久化热，影响气血运行，痰、瘀、热凝滞于皮肤黏膜，亦可发生疮疡。

治则治法：温补脾肾，化瘀通络消痈。

方药：附子温脾肾之阳，胆南星清热化痰，二者配伍治痰之源和痰之根，通过温补脾肾之阳以温煦皮肤黏膜；葛根、黄芩、黄连、金银花清泄里热，解肌散邪，利湿解毒消痈，体现肺与大肠相表里，使邪有出路；当归、川芎活血化瘀通络，促进气血运行，增加局部血供；黄芪、白及是运用疡科治疗的托法，黄芪益气，白及消肿生肌，促进疮疡愈合。

除上述药物外，在膜疮阳虚的用药组合中使用频率较高的是巴戟天、续断，二者相配以温补肾阳。巴戟天辛、甘，微温，归肝、肾经；能补肾助阳、强筋壮骨、祛风除湿。《本草经疏》："巴戟天，主大风邪气，及头面游风者，风为阳邪，势多走上，《经》曰：'邪之所凑，其气必虚。'巴戟天性能补助元阳，而兼散邪，况真元得补，邪安所留，此所以愈大风邪气也。"《本草新编》："夫命门火衰，则脾胃寒虚，即不能大进饮食，用附子、肉桂以温命门，未免过于太热，何如用巴戟天之甘温，补其火而又不烁其水之为妙耶？"续断苦、辛，微温，入肝、肾经；补肝肾、续筋骨、调血脉。《药品化义》："续断，苦养血脉，辛养皮毛，善理血脉伤损。"《本草汇言》："续断，补续血脉之药……有补伤生血之效，补而不滞，行而不泄。"二药合用能振奋阳气，祛风除湿，通调血脉。

3. 膜热 主要表现为红、肿、热、痛之象。

（1）肺热证

主症：咳嗽，咳黄痰，咽痛，口干，大便秘结，尿黄，舌红，苔黄微腻，脉数等。

病因病机：肺主皮毛为肺系膜病主要辨证依据。"肤"为人体外在皮毛，皮毛位于体表之肤，具有温养肌肤、调节体温、抵御外邪等作用，而"肺主皮毛"，故治肤之药多具疏风、解表、辛透之用，有宣肺、肃肺、补肺、清肺之效。内覆之"膜"翻之于外，亦同理，膜失去滋润、濡养，则御邪能力减弱，邪气入里，病情加重，发为肺热，肺失宣降，进而发为"膜热病"，故见咳嗽、咳黄痰、咽痛、口干等。肺与大肠相为表里，肺热致大肠传导失常，故见大便秘结。所以对于"膜热"亦可采用宣肺、肃肺、清肺等治肺法。

治则治法：清热宣肺。

方药：常选用冬凌草、猫爪草、葎草、桔梗、桑白皮、黄芩、紫菀、款冬花、百部等清肺热。另外，热邪是肿痛、疮疡的病因之一，故配以清热解毒之品以消肿止痛散结，临床常用白花蛇舌草、半枝莲、蒲公英、地肤子、白鲜皮等。

（2）胃热证

主症：胃脘部灼热、胀痛，口干舌燥，口腔溃疡，口臭，大便干结，尿黄，舌红，苔黄腻，脉数。

病因病机：由于饮食不节，嗜食肥甘厚味，损伤脾胃，脾运失职，蕴湿化热；加之情志抑郁，肝木乘脾土，肝郁化热，脾虚生湿，湿热内蕴，内不疏泄，外不畅达，郁于胃部黏膜。

治则治法：清利胃热，疏肝行气。

方药：左金丸清肝泻火、抑肝和胃，黄连苦寒，泻肝经横逆之火，以和胃降逆；佐以辛热之吴茱萸，既能降逆止呕，制酸止痛，又能制约黄连之过于寒凉，二味配合，一清一温，苦降辛开，引热下行，以收相反相成之效。黄连又为口舌生疮、痈疮肿毒的常用药，刘老运用从"膜"论治思想，方中常加入黄连泻火解毒。

（3）湿热证

主症：胃脘疼痛，痰中偶有鲜血，咽部异物感，口腔异味，口黏腻不爽，局部皮肤黏膜瘙痒、灼痛，或伴色素减退，浸淫流液，妇人带下色黄，伴异味，纳眠差，舌红，苔黄腻，脉滑数。

病因病机：多因饮食不节，嗜食肥甘厚味，损伤脾胃，脾运失职，湿浊内生，日久蕴湿化热；或情志抑郁，五志化火，血热内蕴，肝木乘脾土，肝郁化热，脾虚生湿，湿热内蕴，内不疏泄，外不畅达，郁于皮肤黏膜腠理，而致瘙痒；或素体血热，因外邪引动，热盛风动，内不能疏泄，外不能透达，郁于黏膜而致。湿毒内袭，浸渍黏膜而致瘙痒，局部色素减退；湿热下注而致带下量多，色黄气秽，日久局部黏膜破溃、渗流黄水。

治则治法：清热化湿，养阴解毒。

方药：刘老认为，慢性咽炎、妇人疾病、中焦湿热皆可从"膜"论治。金钱草、田基黄、萆薢、六月雪、地肤子、白鲜皮等清热利湿止痒。如咽痒疼痛，予养阴清热，化湿解毒，以紫花地丁、蒲公英、白花蛇舌草等消疮，用冬凌草、萹草等清热解毒之品除膜热，后期咽痒可辨为膜痒，以蝉蜕、僵蚕、羌活祛风之品止痒。

（4）虚热证

主症：胃脘部灼热、胀痛，口干舌燥，盗汗，潮热，手足心热，舌质红，苔少，脉细数。

病因病机：本病的核心病机以阴虚为本，痰、热、瘀阻为标。肝肾阴虚为本，阴虚内热，热迫津液外泄而致夜间有汗，阴虚不能上承于口故口干；阴虚则阳亢，阳亢则热，故见潮热、手足心热；夜间属阴，阴虚则热，热则迫津，故见夜间盗汗；阴虚肝阳上亢，木旺乘土，故致胃失和降，可见胃脘灼热、胀痛。

治则治法：养阴清热，抑肝和胃。

方药：大补阴丸滋阴降火。以生地易熟地养阴清热，龟甲为血肉有情之品，擅补精血，又可潜阳，二药重用，意在大补真阴，壮水制火以培其本；黄柏、知母清热泻火，滋阴凉金，相须为用，泻火保阴；诸药合用，使水充而亢阳有制,火降则阴液渐复,共收滋阴填精、清热降火之功。

玉竹、石斛滋养肺胃肝肾之阴;生地、地骨皮清热凉血;青蒿清虚热,其气芳香,以解湿热,又蒿之退阴火,退骨中之火也,然不独退骨中之火,即肌肤之火,未尝不共泻之也,故阴虚而又感邪者,最宜用;丹皮清热凉血、活血散瘀;以上药物为清虚热的药物。

黄连清热燥湿、泻火解毒;肉桂辛甘热,能入肾脾心经,益火而鼓动阳气,能引上浮之虚火归元;二药合用寒热并用,水火既济。

4. 膜烂出血 主要表现为皮肤黏膜疮面破溃糜烂,流血或脓血,久病入络。

(1)肝热证

主症:咽部哽阻,吞咽不利,胃脘部灼热疼痛,腹胀,咳嗽,咽燥,痰不多,头痛头晕,舌暗,苔黄,脉弦数等。

病因病机:平素情绪暴躁,易发怒,肝火旺,加之喜辛辣肥甘或饮酒,湿热滋生,肝之疏泄失常,日久化火成毒,壅滞于食管黏膜,而致肿块,故见吞咽不利;犯于胃黏膜,而致胃脘部灼热疼痛;犯于肠道黏膜,故见腹胀;犯于气道黏膜,故见咳嗽等。

治则治法:疏肝清热,养阴解毒。

方药:左金丸为引经的方剂,黄连既清肝火,又清胃热,且能清心,有"实则泻其子"之意;然黄连苦寒呆滞,故少佐辛热疏利、直入肝经的吴茱萸,既可制约黄连寒凉凝滞、抑遏肝气、伤阳碍胃之弊,又可助黄连降逆止呕,为反佐药;二药合用,辛开苦降,一寒一热,相反相成。龙胆泻肝汤、天麻钩藤饮等亦可使用。

(2)瘀毒证

主症:皮肤黏膜疮面破溃糜烂,根脚漫肿,疮色紫滞或晦暗,疮面脓水浸渍蔓延,久不收口,流血或脓血,日久可蔓延至身体其他部位,舌红,苔黄腻,脉滑数。

病因病机:饮食、情志等因素导致肝脾功能失调,肝失疏泄,脾失健运,痰湿内生,气滞血瘀,痰瘀互结,缠绵难愈;日久化火生毒,痰瘀毒胶结,而致黏膜肿块、溃疡;热盛肉腐,热伤血络而致疮面糜烂,流血或脓血;正不胜邪,邪毒内陷而致迁延难愈;邪毒流注而致全身蔓延。

治则治法:豁痰软坚散结,化瘀搜络扶正。

方药：以鳖甲滋阴潜阳，软坚散结，化瘀通络，退虚热；莪术温通，破血祛瘀，行气止痛。病痰饮者，当以温药和之，以振奋阳气，阳气通达从而使肺能通调水道，脾能运化水湿，肾能蒸化开合、气化，恢复水液代谢的正常生理功能。此对药以消络中痰瘀，并以鳖甲血肉有情之品滋阴托补，促进疮疡恢复，同时也助正气抗邪，将下陷之毒托举于外。冬凌草、猫爪草、厚朴、苍术、萆薢、六月雪化痰散结，解毒消肿；仙鹤草、地榆、紫珠叶收敛止血，清热解毒，消肿敛疮；以蜈蚣、水蛭等虫类药软坚散结，搜剔络中痰浊瘀血，搜风通络，祛除顽邪。

（3）阴虚证

主症：局部表现为黏膜疮面破溃糜烂，根脚漫肿，疮面淡红或鲜红，流血或脓血日久，脓液稀薄，迁延不愈；或蔓延至身体其他部位；或手术、放化疗后，伴见形体消瘦，气短乏力，口干，舌红少苔。

病因病机：由于年老体弱，大病久病，失治误治伤阴耗液，或手术、放化疗后损伤人体正气，可致黏膜失于濡养而破溃糜烂；正气不足，无力祛邪外出，邪毒内陷而致迁延不愈，弥漫周身。

治则治法：益气养阴，豁痰散瘀。

方药：以鳖甲、莪术清除内伏于络中痰瘀毒，并以鳖甲血肉有情之品滋阴托补，促进疮疡恢复，同时也助正气抗邪，将下陷之毒托举于外；冬凌草归肝、胃、肺经，通过肝主疏泄、肺主宣降、脾胃主运化等功能清热解毒，活血祛痰消痈，协助鳖甲、莪术将痰、瘀、毒托邪外出。肾为先天之本，主元阴元阳，大病、久病，穷必归肾，手术、放化疗等耗伤肾阴，而脾胃为后天之本，气血生化之源，以黄精、桑椹、玉竹、石斛滋养肺胃肝肾之阴，先后天同补，充实物质基础，另一方面阴中求阳，恢复功能；并以蜈蚣、水蛭等虫类药软坚散结，搜剔络中痰浊瘀血，搜风通络，祛除顽邪。

（4）脾虚证

主症：鼻衄，阴道流血，外阴疮疡破溃流血，小便失禁，尿痛，便血，里急后重，肛门疼痛，纳差，舌淡，苔白腻，脉细。

病因病机：平素嗜食肥甘厚味及烟酒，影响脾胃功能，脾失运化，气血生化乏源；痰浊内生，影响气血运行，痰瘀内阻，日久化热生毒，痰、热、瘀、毒阻于胃肠道、食管、气管、女子胞等黏膜，遂形成肿块、糜烂；热灼血脉而致出血。

治则治法：健脾除湿，益气养血。

方药：苍术、厚朴、茯苓、党参、白术、甘草、黄芪、升麻、柴胡、当归、陈皮等。

第二章 膜病发挥

一、治肺之法，基本理论赋新意

"肤"为人体外在皮毛，具有温养肌肤、调节体温、抵御外邪等作用；而根据"肺主皮毛""肤膜同位，肤膜同病"的理念，刘老治"膜病"从"肺主皮毛"入手，以达"异病同治"之目的；这也是膜病治疗的核心理论，且贯穿于疾病治疗的全程。

肺与大肠通过经络互相络属，构成表里关系，在生理、病理上互相影响。大肠以通为用，其气和降为贵，大肠传导有赖于肺气清肃下降及腠理开阖宣畅；而腑气通畅，又有助于肺气的清肃宣发，二者相辅相成，则卫阳温煦，营阴和调，腠理致密，玄府通畅，肤膜柔润而光泽。若腑气不通，糟粕不行，肺失宣肃，同样也可使秽浊之气沉积而致肤膜晦涩，日久变生疮疖或癥积。因此，可从肠治肺，多用生熟大黄、枳实、厚朴、决明子等通腑降泄，恢复宣肃功能，使大便通，肺经之邪从下而解，从而改善症状。如肺失清肃，大肠传导阻滞，可导致大便秘结，而致邪气内蕴，热壅血瘀而致疮疖，可从肺治肠，常用紫菀、杏仁等润肺下气，润肠通便。在临证中还可肺肠同治，使气机通畅，促进病邪的排出。

五行生克制化，在膜病临证中，肝脾肾功能失调也是疾病的常见原因，如肝气郁滞、肝肾阴虚、脾肾阳虚、肝脾湿热等。在一些疑难疾病的治疗中，单从肺论治或疏肝解郁、补益肝肾、温肾健脾、清利湿热等方法论治往往疗效不佳。刘老依据疾病的不同时期、不同特点，利用五行生克制化，如培土生金、佐金平木、金水相生等治法调节肺与肾、肝、脾等脏腑功能，每获奇效。如五行学说认为土生金，脾属土，肺属金，当土病不能生金，即通过补脾土以调补中州、以养后天，使气血生化有源，通过脾主升清，上养于肺，即肺脾气虚采用培土生金法，如在临床的运用中，针对膜烂出血患者，多用麦冬、玉竹、石斛养胃之阴，益胃生津。针对木火刑金采用佐金平木法，肺肾阴虚采用金水相生法。

二、擅用风药，百病怪病生于风

膜病用风药，这与"肺主皮毛"关键理论相关，按风邪致病特点进行辨证：风为百病之长，风性轻扬上浮；风邪易化热化燥；风性善行而数变；风性动摇；风主动。究其病机，乃有血瘀生风、痰浊生风、血虚生风、血热生风、血燥生风等等。"风盛则痒"，百病怪病生于风，故临床多用风药。

风药是指质轻气清具有疏解宣透作用的药物，如荆芥、防风、紫苏叶、白芷、羌活、独活、柴胡、升麻、葛根、牛蒡子、蔓荆子、藁本等，其药皆具辛味，性平或温，属传统的解表类药物。但风药在膜病中的应用远远超出了解表祛邪范畴，颇多妙用。

（1）生发阳气：以风药生发人体阳气，意谓风药气温，其性上行，有如春气上升，有利于生长发育。宗法于张元素，其将药物分为五大类，其中"风升生"类药物"为味之薄者，为阴中之阳"。以防风、升麻、柴胡、羌活、独活等风药，生发肝胆春升之令，进而提举清阳，以助生发。《金匮要略》云"夫人禀五常，因风气而生长，风气虽能生万物，亦能害万物"，自然界万物之生长有赖于风气的鼓动。春天具有生发之气，风药通过发挥其生发调动之力，使脏器恢复功能，生生不息。因此在临证中，对于久治不愈的疾病多以香附、川芎、防风等风药，以其生发之力，撬动顽疾。例如癌症患者，病入脏腑，在用药中加入风药，可以引动脏腑生机，促进疗效。

（2）风能胜湿：风药味辛能行散，疏调气机，内利三焦，外通腠理，使湿邪外出有路。湿热郁积于内而导致痒、疮、痛，是由于邪气内陷，不能升提，以荆芥、防风、苍术等风药之力，升阳除湿，配合清热利湿的金钱草、田基黄等能祛除顽痰瘀阻。

（3）通经络：风药具有辛散走窜之性，辛以散结，窜以通络。风气通于肝，风药性轻灵，彰显木气升发之象，能畅达肝气以顺应肝木之曲直。因此能够开瘀、疏肝、畅气，在临证中针对经络不畅而致的疼痛，运用羌活、独活、川芎等风药通络止痛。

（4）火郁发之：风类药具有升散之性，以其辛散之性，行气开郁，调畅气机，通达腠理而发散郁火，常用风药有僵蚕、升麻、柴胡、薄荷、芥穗、防风、羌活、蝉蜕等。刘老在膜病的临证中针对疾病缠绵难愈、邪毒下陷、内伏的状态，亦采用"郁者发之"的思路，配合风药促进邪毒的宣透。

（5）风能利水：体内有水湿积聚者，或溢于肌肤，或积于体内，治之当以风药，通过其开腠理、利水道而达到利水的作用。"鬼（通魄）门"即指体表的汗毛孔。开鬼门即通过宣发肺气，令汗从皮毛而出，发汗者疏通腠理之义也，非风药而不能为之。盖风药善能宣肺气，肺为水之上源，肺气宣则水道利，俗谓提壶揭盖之法也。故凡小便不利者，不可忘记用风药宣肺亦能利水也。

（6）调畅气机：风药之辛散升浮，遂肝木曲直之性，行而不滞，散而不郁，气机舒畅，郁自无存。"风者，春也、木也、生发之气也。"因此风药具有疏肝、畅气、通络化瘀的作用。风药虽善行却力微，滞阻甚者难通；而疏肝理气之药，虽不善行但善推而力大。然合而用之，疏肝理气之药得风药善行之助，则郁结易散；风药得疏肝理气之药善推力大之助，则滞阻易通；兼两者之长而各补其短。

（7）风行有声：刘老根据自然界风的特性，认为"风行于地，其地有声"，人和自然相统一，人体内有声的疾病多因于风，如肠鸣、耳鸣、阴吹之疾乃风邪导致的疾病，当以祛风药以治之，常用羌活、防风、川芎之类。另一种情况是脏腑功能失调而致窍闭，如肺失宣降，肺气郁闭而致音哑、失音、鼻塞等，当以风药辛通、善行入窍的特性，以蝉蜕、羌活、薄荷、苍耳子、蔓荆子等通窍开闭。

（8）助力补益：刘老在补益脾肾的药物中常配伍少量的风药，起到画龙点睛、增强疗效的作用。如风药与健脾益气的药物合用，以其升阳的特性，促进脾气的升清，使脾胃气机调畅，更好地发挥其运化和化生气血的功能，同时防止补益药物滋腻碍脾，滋生痰湿。肾为先天之本，寓元阴元阳，在补肾的药物中少佐风药，以其升阳之性鼓舞气化，促进阳生阴长；同时以风药行的特性，有助于补药的运行，防止滋腻呆补的状况；常运用羌活升发督脉阳气，促进肾阳的生长，同时蒸动督脉清阳，输送、布散到全身，发挥温煦、卫外的作用，所谓"正气存内，邪不可干"。但临证中当注意此处风药的运用为少佐，因风药有辛燥和耗散之弊，防止用之不当，耗气伤阴。

三、痰湿致病,因势利导治顽症

贵州地处云贵高原,气候潮湿,患者本多夹湿,加之患病日久,缠绵难愈,终致痰浊内生,痰瘀互结;根据"三因制宜"的治疗原则,刘老在临证中,特别注意患者的证候特点,对痰湿的遣方用药别具一格。

针对痰湿停滞的部位,因势利导、分而消之。机体水液代谢是由肺、脾、肾、三焦及膀胱气化功能完成的。各种原因导致肺宣发和肃降的功能紊乱,最终影响肺通调水道的功能,肺失清肃,精微不布,形成痰湿;中焦脾胃运化失常,亦会引起水湿的运行障碍,导致痰湿的生成,故而病机十九条云"诸湿肿满,皆属于脾";肾为水脏,主水,藏精,其对水液的调节主要通过气化作用来完成,膀胱为州都之官,津液藏焉,气化而能出也,所以肾脏的气化功能出现异常,清浊不分,亦会导致痰湿的内生。故针对湿邪的治疗,侧重各有不同,当分而治之。上焦痰湿的治疗以调理肺气为主,恢复肺通调水道功能,宣肺疏卫则湿去,因于风寒者,当辛温解表;因于风热者,当辛凉解表。中焦痰湿应以健运为主,主要是恢复脾胃运化功能,以治疗生痰之源。健运脾胃有很多不同的方法,如虚者,当培土制水,化湿之法又有芳香化湿和健脾燥湿。下焦痰湿当以益肾和利湿为法,"利"包含淡渗利湿和通阳化气,配合宣肺气以通其源,源清则流畅矣;通过恢复肾的气化功能,开鬼门、洁净腑,促进痰湿的排出。

根据痰湿产生、停滞的部位及患者的体质等情况,或一方一法,或联合使用,灵活运用治湿八法,即疏表化湿、芳香化湿、燥湿法、健脾利湿、淡渗利湿、温阳利湿、清热利湿、祛风胜湿。

1. 疏表化湿 "肺主皮毛"为膜病的核心辨治依据,因此治肺贯穿了膜病治疗的全过程。湿为阴邪,得阳则化气,气行则水行,气化则湿亦化,故治湿当以调畅气机为要务,上下通顺,内外畅达,则可使邪有去路。肺主一身之气,主宣发肃降,通调水道,为水之上源,因此治疗当宣肺达邪,调畅气机,以利于湿邪的祛除,但邪有寒热,处方用药当注意温凉之别。膀胱的气化功能是受肺之宣发作用影响的,肺气正常宣发,膀胱气化正常,小便容易排出,宣肺即如提壶揭盖。刘老临证中常运用桔梗、杏仁宣畅肺气,启上闸,开支河,导湿下行,以为出路,达到源清流畅之功,邪去痰消,湿去气通。用药体现治上焦如羽非轻不举，选药当以味辛、质地轻、气味薄的药物为主，在用量方面不过 10g，且不宜久煎，共同达到轻如羽、走上焦、因而越之之效。

2. 芳香化湿 本类药物气味芳香，性温而燥，芳香能助脾健运，燥可去湿，故有化湿、辟秽、除浊的作用。适用于湿浊内阻、脾为湿困之证，常用的药物有藿香、佩兰、白豆蔻、苍术、石菖蒲等。

3. 燥湿法 包含苦温燥湿、苦寒燥湿两种方法。苦温燥湿：即温燥湿邪法，一般适用于邪在中焦，湿重于热或寒湿阻于中焦之证。"湿为阴邪，非温不化"，为正治法。常用的药物有厚朴、大腹皮、陈皮、半夏，代表方剂如平胃散、藿朴夏苓汤等。苦寒燥湿：即寒燥湿邪法，一般适用于邪在中焦，热重于湿，代表药物黄芩、黄连、黄柏、大黄，代表方剂黄连解毒汤。吴鞠通《温病条辨》："温病燥热，欲解燥者，先滋其干，不可纯用苦寒也，服之反燥甚。"虽是温病苦寒之禁，但也适用于湿热病，尤其注意不可过量、长期应用，一则苦燥伤阴，再则苦寒败胃，中土一衰，病难治矣。此法单独应用机会不多，多与芳香化湿、健脾利湿等方法配合应用。

4. 健脾利湿 脾为太阴湿土，喜燥恶湿。脾主运化，包含了运化水谷和运化水湿，其运化水湿是指脾能够运送和输布水液，防止水液在体内停积。如果脾气亏虚，运化失健，则不能推动水液运行，导致湿邪内停。健脾可以增强脾的运化功能，使水湿消除，适用于脾虚水湿不化证。刘老在临床中常用的健脾化湿药有白术、茯苓、扁豆、砂仁、薏苡仁等。

5. 淡渗利湿 《素问·至真要大论》说："湿淫所胜，平以苦热，佐以酸辛，以苦燥之，以淡泄之。"指运用甘淡利湿药为主，使湿邪从小便排出的方法，适用于湿在下焦者。"其在下者，引而竭之"，湿为阴邪，有重浊趋下的特性，当湿邪位于下焦，运用淡渗利湿之法，引而下之，为因势利导之意，所以"治湿不利小便，非其治也"；叶天士指出"通阳不在温，而在利小便"，体内湿热弥漫三焦，阻滞气机，困遏阳气，影响三焦的气化功能，可以通过利小便，使阴霾湿邪外泄而邪热自清，阳气通而病愈，因此可运用淡渗利湿法，通过利小便，起到分消湿热邪气、疏通三焦水道、促进三焦气化的作用；淡渗利湿法还可通过疏通三焦水道，渗利小便，以清降湿热之邪上蒸之势。刘老在临证中常用的代表药物有茯苓、猪苓、泽泻、冬瓜仁、薏苡仁、车前子、萆薢等，代表方剂五苓散、萆薢渗湿汤等。

6. 温阳利湿 在脾主运化的过程中，脾阳是运化水湿的原动力，《临证指南医案》云"太阴湿土，得阳始运"，如果脾阳虚，则运化无权，升降失常，水湿内停，即所谓阳虚湿困。肾阳为一身之元阳，肾阳不足失于温煦气化，不能分清泌浊，水湿停滞，加之不能温煦脾阳，脾肾阳虚，三焦水道通调失职，从而造成水湿痰饮内停。对其治疗，刘老遵"病痰饮者，当以温药和之"，温性的药物达到振奋、扶助阳气之效，令阳气得布，阳气通达，从而使肺的通调得以下降，脾的转输得以上升，肾的蒸化开合、气化功能方可恢复。因此，温药既可温化饮邪，又可协调水液代谢的正常生理功能，杜绝痰饮滋蔓之源，常用的药物有草豆蔻、半夏、茯苓、桂枝等。用药中应注意药性的相互作用，以防过热或过燥，刘老在阳虚的治疗中常使用制附片、胆南星这一对药，制附片药性大热，能补火助阳、祛风燥痰，配胆南星清热化痰，并制约附片大热之性。

7. 清热利湿 苦寒清利法，适用于湿在下焦、热重于湿或湿热蕴结于下焦者。刘老临证中常用的药物有：金钱草、田基黄、萆薢、六月雪、地肤子、白鲜皮、栀子、茵陈、黄柏等。

8. 祛风胜湿 根据风的特性涵盖了升阳除湿和祛风胜湿的治疗方法，多见于风药的运用。

"善治痰者，不治痰而治气"，津液的生成、输布和排泄，依赖于气的升、降、出、入，离不开三焦的气化，离不开脏腑气机。气能行津，水化于气，津液属阴主静，行则为液，聚则为痰，其转输、敷布、排泄均依赖气的推动。若肺失宣降，水津不布，则气壅为痰；肝气郁结，疏泄失职，则气滞成痰；脾失运化，水不转输，则水湿停聚，凝而成痰；肾气虚衰，蒸化失职，则水泛为痰；三焦壅滞，气化失司，则气结生痰。痰湿的形成因于气滞，而其性重浊黏腻，又易阻滞气机，因此治疗当注意调畅气机，"治湿不理气，非其治也"。《丹溪心法》云："善治痰者，不治痰而治气，气顺则一身之津液亦随气而顺矣……古方治痰饮，用汗、吐、下、温之法。愚见不若以顺气为先，分导次之。"故刘老临证中常用桔梗、杏仁、枳壳、厚朴、陈皮、木香、槟榔等，通过疏通气机而达到治痰的作用。

四、痰瘀互结,疑难怪症多痰瘀

"怪病多因痰作祟",而中医的痰包括有形之痰和无形之痰,有形之痰乃可见、可闻、可触之痰,无形之痰为痰的病理变化所引起的临床表现。痰是水液代谢异常形成的病理产物,《素问•经脉别论》"饮入于胃,游溢精气,上输于脾,脾气散精,上归于肺,通调水道,下输膀胱,水精四布,五经并行。"所以水液代谢与脏腑功能正常息息相关,以肺脾肾为主。而肺主一身之气;脾为后天之本,运化气血;肾为先天之本,藏元阴、元阳;所以如若三脏功能异常,在引起水液代谢异常的基础上,又会伴随很多其他病症,故朱丹溪言之"百病中多有兼痰者"。而临床中"痰"时与"瘀"相合,两者常为致病之根,相互影响,相互转化,关系十分的紧密,如《血证论》:"血积既久,亦能化为痰水。"津液运行障碍,而致痰浊内生,阻滞气机,血运不畅,由痰致瘀;因瘀血停滞,阻滞经络,饮聚成痰,或阻滞气机,气滞津停,痰浊内生。痰停体内,久必成瘀,瘀血内阻,日久生痰。二者在病变过程中互为因果,胶结难解,而致疾病缠绵难愈。"治痰要活血,血活则痰化;治瘀要化痰,痰化则瘀消",故刘老在用药中不仅治痰,还注意调血,或化痰兼化瘀,或祛瘀佐以化痰,治痰与化瘀同治,改善其难以分消、缠绵难愈的状态。要在治痰之中寓于化瘀,化瘀之中佐以治痰,效果方为显著。痰之论治,《医述》中记载:"痰病有十:有风痰、湿痰、热痰、寒痰、郁痰、气痰、食痰、酒痰、惊痰、虚痰,其源不一(朱丹溪)。"而刘老临床中常从寒痰、热痰、湿痰、风痰、燥痰言之。寒痰者,治以温阳化痰;热痰者,治以清热化痰;湿痰者,治以燥湿化痰;风痰者,治以疏风化痰;燥痰者,治以润燥化痰。分而论治,诚如张景岳《景岳全书》所云:"治痰当知求本,则痰无不清,若但知治痰,其谬甚矣。故凡痰因火动者,宜治火为先;痰因寒生者,宜温中为主;风痰宜散之,非辛温不可也;湿痰宜燥之,非渗利不除也。"刘老临床常用附子、半夏、贝母、陈皮、化橘红、草豆蔻、竹茹、芥子、桔梗、桑白皮等化痰之品,并治病求源,依据痰饮者"其本在肾,其末在肺,其制在脾",配合健脾、补肺、益肾之物。瘀之论治,刘老从"气虚致瘀、气滞致瘀、血寒致瘀、血热致瘀、血虚致瘀、出血致瘀"论治,且临床多以前五类辨之,治以益气活血、行气活血、温通活血、清热活血、养血活血。故刘老临床中常用莪术、川芎、刘寄奴、当归、泽兰、失笑散、虫类药物（如水蛭）等活血化瘀，并配合补气、行气、温阳、清热、补血之品。治痰与祛瘀相结合，达到"但去瘀血，则痰水自消"之效，兼顾合治，分消其势。

五、引药活用，事半功倍走捷径

1. 脏腑经络归经 刘老在临证中常根据病位的不同运用引经药物，直达病所，增强疗效。如外阴部疾病，多考虑肝经绕阴器，因此常用川芎、石决明；对于胞宫疾病，多用益母草，行中有补、祛瘀生新；对于肠道疾病，多以白头翁、大黄等以通为用；肺经疾病多以桔梗开宣肺气；肝胃不和多以吴茱萸、黄连疏肝和胃；初期病在经脉，以防风、蝉蜕、白芷祛风，疾病后期在络，以蜈蚣、水蛭、干蟾皮搜剔络中伏邪。

2. 疾病部位引经 位于上部的病症用羌活，位于下部的病症用独活；牛膝能引诸药下行，达于腰膝、下肢，桂枝引诸药达于肩、背、上肢；桑枝引诸药达于四肢，狗脊为腰背部的引经药；中气下陷者以柴胡、升麻引清阳之气上升；虚火上浮者以肉桂引火归原；黄连泻心火，栀子、黄芩泻肺火，黄柏、知母泻肾火；羌活入太阳经，白芷入阳明经，柴胡入少阳经，细辛入少阴经，苍术入太阴经，吴茱萸入厥阴经等。

3. 药物特性归经 指以中药的物理特性如形、色、性、味作为归经依据。《素问·至真要大论》"五味入胃，各归所喜，故酸先入肝，苦先入心，甘先入脾，辛先入肺，咸先入肾"，这是通过味来归经的代表：如白芍味酸入肝经，养肝柔肝；黄连味苦入心经，能清热燥湿，泻火解毒，用于心火亢盛；甘草味甘入脾经，能补中益气；解表药多味辛入肺，能祛风解表；鳖甲味咸入肾，能滋养肾阴。"白当肺、辛，赤当心、苦，青当肝、酸，黄当脾、甘，黑当肾、咸"，这是通过颜色归经的代表：如青皮色青，五行属木，能疏肝理气；赤小豆色红，五行属火，故归心、小肠二经，能清热利湿；陈皮色黄五行属土，故归脾经，能健脾化痰；杏仁、白芷色白，五行属金，入肺经，能祛风解表；桑椹色黑，五行属水，故归肾经，能滋养肾阴。

4. 取象比类引经 《内经》指出"天地阴阳者，不以数推，以象之谓也""援物比类，化之冥冥""不引比类，是知不明"，故刘老常通过取象比类，选择与症状相似的药物特性以对症治疗。比如"血见黑即止"，是以黑色属肾，肾主水，红色属火，水克火，故炭制药物用于止血，比如荆芥炭止咯血，地榆炭治便血。藤类缠绕蔓延，纵横交错，无所不至，犹如经脉，故对于一些经络气血不畅，或久病不愈、邪气入络者，可以藤类药物通络散结，如雷公藤、络石藤、忍冬藤、青风藤、鸡血藤等。

六、阴阳为纲，阴中求阳善补阴

阴阳是对自然界相互关联的某些事物和现象对立双方属性的概括，说明了人体的生理功能、病理状态，且指导疾病的治疗。《素问•宝命全形论》说："人生有形，不离阴阳。"阴阳失调是疾病发生的内在根本原因，发生阴阳偏盛、偏衰现象，就会生病。故临床治疗中，分清阴阳病理状态，是治疗的原则。《素问•阴阳应象大论》说："阴阳者，天地之道也，万物之纲纪，变化之父母，生杀之本始，神明之府也，治病必求于本。"其本所指，阴阳规律乃其一，故阴阳辨证亦可认为是中医八纲辨证的总纲。在八纲辨证中，其中表证、热证、实证可归于阳证，里证、寒证、虚证可归于阴证，阴阳辨证亦是刘老临床常用辨证方法。《素问•生气通天论》中记载："阴平阳秘，精神乃治，阴阳离决，精气乃绝。"顾世澄在《疡医大全•论阴阳法》中说："凡诊视痈疽施治，必须先审阴阳，乃为医道之纲领。阴阳无谬，治焉有差！医道虽繁，而可以一言蔽之者，曰阴阳而已。"以此看来，无论是内在疾病，还是外在疡科疾病，阴阳平衡是机体不致疾病的原因所在，反之则病，这也为"从膜论治"奠定基础。膜病的病理基础为风、痰、瘀、毒，病邪入侵，从病理因素的动静状态来分，风、毒可属于阳，痰、瘀可属于阴，治疗过程亦是一个平衡阴阳的过程。就阴阳而言，刘老临床较常以养阴为主。一方面，乃遵朱丹溪所说："阳常有余，阴常不足。"他认为："人受天地之气以生，天之阳气为气，地之阴气为血……人身之阴气，其消长视月之盈缺。"人体亦是如此，阳有余而阴不足，故滋阴护精应为疾病治疗的重要思路。另一方面，膜病治疗用药中，苦燥、辛散之品，以及病因本身因于热者，均损阴液。故刘老临床治疗，从滋养肺胃肝肾之阴入手，以玉竹、石斛、沙参、麦冬、百合、黄精、桑椹等平和之品养阴而不滋腻。而阴虚则阳无以附，阳无阴助而生化失源，张景岳说："善补阳者，必于阴中求阳,则阳得阴助而生化无穷;善补阴者,必于阳中求阴,则阴得阳升而源泉不竭。"所以阴阳两者互相影响,互相作用。对于补阴,刘老亦注重两者的互相滋生关系,在滋阴的同时会加入少量温阳补阳之品,比如桂枝、肉桂、附子等以使得阴从阳。诚然,在补阳的时候亦是如此。同时,对于一些风、热、湿等引起的膜病,在辛散、清热、燥湿的同时,刘老会提前辅以养阴之品,以防止药性伤阴。综上,刘老在临床辨证中,以阴阳辨证为总纲,善平衡阴阳,且注意阴液的调护,擅长于阳中求阴,阴阳和谐,则百病缓消。

七、整体观念,以查内外思周全

中医学是一门系统的科学,其基本特点之一即整体观念,指事物的统一性及完整性。它认为人体是统一的整体,构成人体的各个脏腑器官组织,在结构上是不可分割的,在生理功能上相互作用、相互影响,同时在病理上,亦是相互影响的。比如在内的肺之疾病,可能在外表现为杵状指之症;心火旺盛,可能引起口舌生疮的外在病症。此处内外可包括两个方面意思,一是如字面意思,指其部位,一是指治疗方式,犹如现在所分内外科。《疡科心得集》中指出"治外必本于内""外治法即内治法",基于这种整体观念,刘老以外治观念治疗内在疾病,肤膜整体协调,此亦符合中医"取象比类"之说。《类经·藏象》中说"象,形象也",唐代王冰谓"象,谓所见于外,可阅者也",即脏腑虽然藏于体内,但其生理功能和病理变化均有征象表现于外。所以内在之膜痒、膜疮、膜烂出血、膜热之症,即犹如外在肌肤瘙痒、疮疡、出血、红肿、发热、流脓之象。治外之祛风止痒、消肿排脓、生肌敛疮、清热解毒、收敛止血、活血化瘀等治法均可用于内在膜病。比如内在胃肠道肿瘤,如将其外翻,即犹如在肤之肿疡。《医宗金鉴·痈疽总论歌》:"痈疽原是火毒生。"《素问·六元正纪大论》:"炎火行,大暑至……故民病少气,疮疡痈肿。"《灵枢·痈疽》言:"大热不止,热盛则肉腐,肉腐则为脓。"《素问·至真要大论》又提到"诸痛痒疮,皆属于心。"心属火,在五脏中为阳中之阳,"热""火"是疮疡常见病因,故清热泻火解毒之品亦是刘老治疗胃肠肿瘤的常用药物,比如冬凌草、葎草、白花蛇舌草、半枝莲、白头翁、黄连、黄芩等,有时会联用清利心火之物,如淡竹叶、淡豆豉等。肠癌便血，犹如疡科疾病肠风，《疡科心得集》："夫大肠之下血也，一曰肠风，一曰脏毒。肠风者，邪气外入，随感随见，所以色清而鲜；脏毒者，蕴积毒久而始见，所以色浊而黯。"治疗当运用疏散风邪治外之法，刘老亦将其运用到内在肠癌中，虽无外感之风，仍予以荆芥、防风、升麻诸风药，以疏散风邪，升举清阳之气。《医宗金鉴》记载："疬疡风从皮肤生，颈项胸腋无痒疼，紫白点点不开大，皮肤风邪热结成。"认为疬疡风是由风邪郁热皮肤所致，治疗时兼顾疏风散邪。而基于整体观念，从膜论治，一些妇科阴道、宫颈黏膜白斑症，刘老亦会加入羌活、防风、蒺藜、白鲜皮等疏风治表之物。故基于整体观念，将人体视为统一整体，外法治内，外药疗内，为"从膜论治"奠定基础。

八、膜病用虫，久病入络控走窜

刘老对膜病用药，一则为风药，二则为虫类药，二者在膜病治疗中，地位等同。膜病初起气结在经，多以风药辛以散结，或以疏肝理气、活血化瘀、利湿化痰、滋养肝肾、温补肾阳之品治疗经病。但病情日久，正气不足，经脉空虚，络脉气血运化、营养、濡润不足；气血亏虚，温煦运化无力，因虚而滞，致使虚、瘀、痰、毒产生，即为络病的基本病理特点，并具有虚、瘀、滞的特点，此即是"久病入络"。膜病的发展既可以是由经到络的发展，亦可以由于邪气过盛、正气过虚而致新病入络，治疗不可拘于疾病的病程，当出现"伤血"的状态，就应当治络治血。久病入络蕴含四个方面的意义：一是膜病初起在经在气，久病在络在血；二是经中营气主要靠气的推动，络中血流主要靠血的盈满，故在经时需辛散、疏肝，在络时需养血活血；三是在经时气易病，在络时血易病；四是气病多在经，血病多在络。所以对于病程日久的患者，刘老常配合当归、川芎、刘寄奴等养血、活血之品。但膜病日久，风、痰、瘀、毒混处络中，乃络之重病，有时草木之品难以奏效，需以蜈蚣、鳖甲、水蛭、地龙等虫类药物，搜剔经络，具有破积消癥、消肿散结、活血通络、祛瘀生新、行气止痛、息风止痉、疏风泄热等效。诚如《临证指南医案》所载："初为气结在经，久则血伤入络，辄仗蠕动之物松透病根。"刘老推崇仲景，其创制的大黄䗪虫丸、抵当汤、鳖甲煎丸等通络之方沿用至今，也常常是刘老为络病用药的指导依据。虽膜病用虫搜剔络中之邪，但刘老也注重风药的运用，风善行而数变，其性通络，又叶天士"络以辛为泄"，故常用羌活、川芎、葛根，取其风药走窜，无处不至，引药入络，透络达邪之功；风气通于肝，风药性轻灵，彰显木气升发之象，能畅达肝气以顺应肝木之曲直。风药能够开瘀，能够疏肝，能够畅气，在临证中针对经络不畅而致的疼痛，运用羌活、独活、川芎等风药通络止痛。又因络病多夹虚，病久多耗伤津液，故在虫类搜剔之中兼予养阴之品通补兼施。风药和虫类药的运用当基于病情、伤络轻重，辨证用药。

九、引邪外出，方法灵活有出路

膜病的病理基础为风、痰、瘀、毒，故刘老在膜病治疗中常运用"消、托、补"三法祛邪，辨病论证，灵活运用，精细用药，使病邪有出路可去。消法多运用于实证，以祛风、豁痰、化瘀、解毒等法祛邪外出。如风邪，认为肺主皮毛为"膜病"的辨治关键，风药的运用理所应当。风能升阳，故使用风药，通过发挥其生发调动之力，使脏器恢复功能，透邪而出。临证中，对于久治不愈的疾病多以香附、川芎、防风等风药，以其生发之力，撬动顽疾，引邪而出；再者，因风能胜湿，针对湿邪，利用其味辛能行散，疏调气机，内利三焦，外通腠理，使湿邪外出有路。体内有水湿积聚者，或溢于肌肤，或积于体内，当通过开腠理、利水道而达到祛邪作用。开腠理即通过宣发肺气，使汗从皮毛而出，不可忘记用风药宣肺亦能利水引邪也。针对湿热所致痒、疮、痛，邪气内陷，不能升提者，当以荆芥、防风、苍术等风药之力，升阳除湿，配合金钱草、田基黄等清热利湿药共同引邪。刘老在膜病的临证中，依据"郁者发之"的思路，对缠绵难愈疾病，邪毒下陷、内伏的状态，配合风药促进邪毒的宣透。治疗湿邪从肺脾肾肝入手，通过肺之宣降、通调水道，脾之运化，肾之温化、开合，肝之疏泄等功能以调节水液代谢，使痰湿无以化生，使邪从发散、小便而出。刘老在痰湿的遣方用药中也有独到的见解，针对痰湿停滞的部位，因势利导、分而消之，灵活运用治湿八法。针对体内蕴结的病邪，多以苍术、厚朴、藿香、胆南星、田基黄、萆薢、六月雪、大黄等清热解毒，化痰利湿，或化瘀通络，或通腑泄热，使邪从二便而出；入络者，轻者以莪术、川芎、葛根等祛风通络，重者以蜈蚣、地龙、鳖甲等搜剔络中之邪。托法一方面通过补益以托邪外出，另一方面用清透散结之品，以托邪外出。如补托法常用黄芪、党参、白术、附子、黄精、山茱萸、玉竹、石斛等；透托法常用山慈菇、皂角刺、芥子、冬凌草、猫爪草、葎草、白花蛇舌草、半夏、穿山甲等。补法针对虚证，以养阴、温阳等法，虚则补之，托邪外出。

第三章 从膜论治的创新意义

一、首创理论，继承创新

"一拨见病之应，因五脏之输，乃割皮解肌，诀脉结筋，搦髓脑，揲荒爪幕，湔浣肠胃，漱涤五脏，练精易形。"这应是最早的有关膜病的认识，然而在长期的历史进程中，虽有源头与运用，但是并没有对其进行系统的整理，没有形成一个完整的理论体系。刘老师从贵州名医赵韵芬，系统学习了疡科疾病的诊治及丸、散、膏、丹的炼制，善用药线治疗疡科疾病，这是刘老开创膜病理论自身的学术基础；在朱氏疡科和葛氏疡科学术思想的基础上，刘老结合以陈实功为代表的开刀引流派与以王维德为代表的内托解毒派，主张将其优势互补，在临证中融会贯通，提出了平衡阴阳、内外修治、三期论治的学术观点；而且在临床疑难杂病的处理中善于总结分析，推陈出新，在疡科经验的基础上创"膜病"理论，提出"在内之膜如在外之肤，在外之肤如在内之膜，肤膜同病，肤膜同位"的核心内涵。将体内无从入手的体腔黏膜疑难杂症转为肉眼可见的疡科思维，这是辨证思维上的创新，不仅丰富了疡科的学术内涵，而且创新地将其运用于肿瘤、妇科等其他系统疾病；其源于疡科，而不拘泥于疡科，又有创新，充分体现了刘老的思辨特点，为临床疑难杂症的辨证和治疗提供了思路。

二、雅俗共赏，中西相济

"在内之膜如在外之肤，在外之肤如在内之膜，肤膜同病，肤膜同位"的膜病理论核心内涵，其实也是刘老对于"俗文化"的升华，这蕴含着刘老对于中医文化内涵的理解，"俗文化"即为"大众文化"。中医历史的发展也是

"俗文化"到"雅文化"的转变,从神农尝百草,到形成中药的性、味、归经,作用功效,地道药材,最后形成中药学,这是在"俗文化"基础上不断总结和凝练的。比如最早砭石治病,到最后形成经络穴位、补泻方法等,都是很好的佐证,这也就是感性认识到理性认识的途径、方法,即包含意识形态的"雅文化"。刘老认为:"体内疾患,可以想象把内'皮'翻过来,诸如口、鼻、咽、食管、胃、肠、膀胱、肾、子宫、阴道等炎症、溃疡、肿瘤等均暴露在肉眼下,根据中医的辨证论治进行思辨。"这是刘老对膜病理论"俗文化"的理解。如临床中针对咽痒的患者,我们试想将咽部黏膜翻出来,即表现为瘙痒,局部充血、红肿,根据异病同治的原则,采用治疗皮肤瘙痒的方法,在处方中加地肤子、白鲜皮等治疗皮肤病瘙痒的祛风止痒药物,患者咽痒很快就停止了;如腹中瘙痒如虫爬,患者烦躁不安,在用药中也考虑将肠黏膜翻出来,如同我们可见的皮肤,按照皮肤病进行辨证治疗,效果奇佳。这些都是刘老在临床中对于膜病理论的"俗文化"积累,并在治疗中发现亮点、火花,不断完善和充实理论,形成了这种雅俗共赏的理论体系。刘老倡导中西既济,引西润中。传统中医诊疗方法虽有辨证论治、四诊合参,但也有一定局限性,刘老所提"膜病",其黏膜位于脏器内壁,难以观之,临证每多困难,难以辨其寒热虚实,但随着现代科技不断引入医学,内镜技术广泛运用,对人体的黏膜病变的观察已成为可能,这也相当于是四诊的延伸。通过现代医学技术观察膜之形、神、质、色的变化,从而诊查膜之疾患,辨证施治,能更好地为临床治疗提供更可靠的依据,同样也能从侧面证实刘老对膜病的认识,使其有理可依,有据可考。刘老认为,薄层非肉组织,具有保护功能,具备膜原邪气内伏和三焦通行水道、元气、水谷、气化等功能,则谓之"膜"。刘老继承和总结了历代医家的观点,且赋予了更为明确的部位特点,结合现代医学的认识,将"膜"定位为覆盖于人体脏腑、官窍,并能与外界相通的薄层膜状组织,与现代医学黏膜有相似之处,实为中西相济典范。

三、体系完善,治疗灵活

"从膜论治"理论,在刘老的不断总结之下,形成了一套完整的体系,此体系在理论上有理可循。肺主皮毛是辨治关键,初病气结在经,久病血伤;风、痰、瘀、毒是病理基础;黏膜覆盖并通过官窍与外界相通的部位为其病位；辨证论治又包含了膜痒、膜疮、膜热和膜烂出血。这个理论体系中既有"肺主皮毛"学术思想的外延运用，又在此基础上赋予风药新的运用，拓宽其用药范围；对于痰湿致病，又提出因势利导原则，根据痰湿停滞的部位、患者的体质等情况，或一方一法，或联合使用，灵活运用治痰八法；以痰瘀立论，提倡治痰湿当注意治血；指出疑难怪症多痰瘀，治疗应从痰瘀入手；根据病变部位以及中药的形、色、性、味，善用引经药；辨其阴阳，以达平衡；经病、络病，善用风药与虫药；又如治肺八法、五行生克制化理论运用、引邪外出思路运用原则等，这些都是刘老在"膜"病理论体系下，灵活善用的典范。从用药规律、学术观点、辨证论治、临床特色、治疗原则、理论特色等方面凝练出"从膜论治"理论体系的要素；既有中医的整体观、辨证论治，又不拘于一脏一腑，根据疾病的病因、病机、病位、病性、病程等灵活施治；道为理论、为本，术为实践、为用，道和术的结合构成了完整的膜病理论。

四、未病思想，先防既防

刘老在膜病理论中，推崇《黄帝内经》，强调未病先防、既病防变和瘥后防复，对治未病提出了"知其道"，即法于阴阳，和于术数，饮食有节、起居有常，虚邪贼风、避之有时，恬淡虚无、真气从之的总原则。从顺应自然界变化规律、增强体质、饮食习惯、"六淫"趋避、情绪平和等方面阐述，不仅包含未病先防，也有既病防变和瘥后防复的内涵。

"从膜论治"理论，不仅在理论上继承了中医的学术思维，承接古人遗绪融会贯通，而且在创新上赋予其深刻的内涵，对中医临床思维有极大的指导作用；中西相济、雅俗共赏，刘老常言："中医是科学，指导是哲学，表述靠文学，辨证论治有美学，全过程充满社会学。"其"从膜论治"理论就是最好体现。

第四章 临床运用

一、肺系疾病

（一）概述

1. 从膜论治肺系疾病的立论基础 对于"膜"，中医中"膜原"讨论较多，虽然"膜原"与刘尚义教授所提"膜病"之"膜"有所差异，但随着不断发展，结合现代解剖知识，可以看到"膜原"的范围逐步扩大、完善到膈肌、胸膜、腹膜、腹膜腔、腹膜形成的大小网膜、筋膜、筋膜间隙、宫腔等结构。而对于"膜原"之病，通常采用"宣透之法"以利邪气外出，此与肌肤之病采用"宣散之法"有异曲同工之妙。刘尚义教授从功用和部位的角度出发，认为在外所覆盖之肌肤，对应在内所覆盖之膜，并根据"邪自口鼻而入"可侵于"膜原"，进一步将内覆之膜，扩展到了与外界相通的器官所覆之膜，如气管、咽喉、胃、膀胱、宫腔等，此类囊状、空腔器官，其表面所覆之膜亦可翻转视之如肤，其病位与现代医学黏膜有相似之处。

2. 肺系膜病的病因认识 因"肺主皮毛"，皮毛具有抵御外邪、温煦等功能，外感六淫、痰湿、瘀血等均可导致肺系膜病。比如外感六淫侵袭肺卫，卫表不固，则见瘙痒；肺失宣降，肺气上逆，故可见咳嗽等；肺失通调，水液代谢失常，水停成饮，饮聚成痰，或者脾失健运，肾失气化，均可导致痰湿内生，痰湿困肺，则易见胸闷、喘促、咳痰等。肺主气，气行不畅，血流受阻，瘀血内生，瘀血阻滞，不通则痛，则见胸痛；瘀血阻络，血行于外，故见咯血等。

3. 肺系膜病的病机分析 内覆之"膜"翻之于外可视之如肤，肺主皮毛，与皮肤失养同理，膜失去滋润、濡养，则御邪能力减弱，邪气入里，病情加重,变生他病。初期病在卫、气,病程日久,耗伤气血,伤及脏腑,气血搏结,痰湿内生,瘀血内阻,气阴损耗,而发为痛、痒、疮、疡等症。

4. 肺系膜病的辨证要点

(1)辨病位:初期在卫分、气分,病位较浅,久病入里、入血、入脏腑,病位较深。

(2)辨病理性质:风、痰、瘀、虚、毒是肺系膜病的基本病理特点。

(3)辨分型:风邪侵袭,风为阳邪,其性开泄,易伤及皮肤腠理,发为痒痛,易袭阳位,见咽喉痹痛,风夹他邪伤及皮毛,易生疮疡;痰湿郁滞阻肺,肺失通调,故见咳嗽、咳痰、喘促;久病瘀滞,伤及血络,痰瘀互结,可见咯血等症;病程日久,伤及正气,气阴两虚,肺肾阴虚,阴虚生风生热,亦可见痛、痒、疮、疡、血等症。

5. 肺系膜病的治法方药 肺系膜病的常用治法有:祛风宣肺,燥湿化痰,化痰祛瘀,清热解毒,益气养阴,滋补肺肾。其方药如下:

(1)祛风药:风侵肌肤腠理,肺主皮毛,故常用祛风之品以宣肺、疏肺,可配伍羌活、防风、蝉蜕、僵蚕、地肤子、白鲜皮等,同时根据热、湿、痰、虚、瘀皆可生风,予以清热、燥湿、化痰、补虚、活血之品。

(2)清热解毒药:热邪是肿痛、疮疡的病因之一,故配以清热解毒之品以消肿止痛散结,临床常用冬凌草、猫爪草、菥草、白花蛇舌草、半枝莲、蒲公英等。

(3)燥湿化痰药:痰湿是肺系疾病常见病因,临床常用草豆蔻、厚朴、苍术、陈皮、半夏、贝母等。

(4)活血化瘀药:肺主气,气滞血瘀,继而阻滞肺气,且气滞血瘀亦为疮疡常见病因,故临床常用鳖甲、莪术、当归、川芎、刘寄奴、水蛭、蜈蚣等。

(5)补益药:久病伤正,气阴耗损,肺肾母子相及,故临床常用益气养阴、补益肺肾之品,如玉竹、石斛、北沙参、天冬、麦冬、黄精、山茱萸等。

(二)医案选录

[案1]

患者张某,男,34岁,2019年6月8日初诊。主诉:咽喉疼痛1周。患者1周前无明显诱因出现咽喉疼痛,自行服用抗生素后症状缓解不明显,故就诊。刻下症见:咽喉疼痛,吞咽时加重,偶有咽喉瘙痒感,无恶寒发热,无咳嗽咳痰等症,舌淡红,苔薄白,脉浮。查体:咽后壁充血,左侧扁桃体见一脓点。

中医辨证:喉痹(风热上扰)。

膜病辨证:膜痒(外风证)。

治则治法:疏风散邪。

处方用药:冬凌草20g   蝉 蜕10g   马 勃10g   薄 荷10g

            桔 梗10g   玉 竹20g   石 斛20g   当 归10g

            地肤子20g

7剂,水煎服,日1剂。

二诊:7日后复诊,咽喉疼痛缓解,偶有咽痒,口干,查扁桃体脓点缓解,舌淡红,苔薄干,脉数。

处方用药:冬凌草20g   薄 荷10g   地肤子10g   白鲜皮10g

            桔 梗10g   玉 竹20g   石 斛20g   乌 梅10g

            甘 草6g

10剂,水煎服,日1剂。

三诊:患者咽喉瘙痒缓解,继观。

按语:咽喉为人体与外界之门户,邪气易由外侵袭,聚于局部而发为病变,咽喉与外界相通,将其外翻,可将本病视为膜病"膜痒"外风证的范畴。风热上扰,聚于咽喉部位,风性清扬,故见瘙痒,热邪侵袭,熏蒸肌肤,化脓成疮,可见脓点,故该患者刘老以疏风清热解毒为法。在内之膜如在外之肤,可视之为皮肤疼痛、瘙痒及表皮脓疡,病程初期,在卫、表,故用疏风解表、清热解毒之品,予蝉蜕、地肤子祛风止痒,并予薄荷、马勃、桔梗以利咽,引药上行,乃引药活用,事半功倍。且遵"治风先治血,血行风自灭",故予当归活血。同时刘老以阴阳辨证为纲,用疏风解毒利咽之品时,为防苦寒辛散药物伤阴,加玉竹、石斛等养阴药以祛邪不伤正,兼顾整体。二诊时,因患者阴伤症状较前明显,故加乌梅、甘草以酸甘化阴,防止祛邪伤正。

[案2]

患者李某,男,68岁,2018年12月8日初诊。主诉:喘息气促1年余,加重3天。患者平素活动后感喘息气促1年余,既往未予重视,3天前加重。患者有长期粉尘接触史,自行口服抗生素后症状缓解不明显,于当地医院完善胸部CT检查,提示双肺网格状改变,考虑双肺间质性肺炎,呼吸内科予糖皮质激素治疗，为求中西医结合治疗来诊。刻下症见：喘息气促，动则尤甚，偶有咳嗽，咳黄痰，偶感胸部刺痛，舌暗，苔黄腻，脉滑。

中医辨证：喘证（痰瘀阻肺）。

膜病辨证：膜疮（痰热证）。

治则治法：活血化瘀，燥湿化痰。

处方用药：当　归10g　　川　芎10g　　刘寄奴20g　　水　蛭6g
草豆蔻6g　　葶苈子20g^(布包)　紫苏子20g　　陈　皮10g
厚　朴10g

10剂，水煎服，日1剂。

二诊：10日后复诊，患者感喘促有所缓解，咳黄色黏痰，舌暗，苔白腻，脉滑。

处方用药：当　归10g　　川　芎10g　　刘寄奴20g　　水　蛭6g
紫苏子20g　　葶苈子20g^(布包)　陈　皮10g　　苍　术10g
芥　子20g

15剂，水煎服，日1剂。

三诊：15日后复诊，患者咳、痰、喘较前有所缓解，继予原方加减治疗。

按语：患者考虑双肺间质性改变，影像学提示双肺网格状改变，如将此外翻，肌肤网格改变，犹如鱼鳞甲错。痰、瘀是间质性肺炎的重要病理因素，痰可致瘀，瘀可致痰，痰瘀相互化生。刘老常说"疑难怪病多痰瘀"，临床常痰瘀合而为患，唐容川在《血证论》中言"须知痰水之壅，由瘀血使然""血积既久，亦能化为痰水"。本病可归属于膜病"膜疮"之痰热证的范畴，痰热阻肺，气机不畅，气滞血瘀，终致痰瘀夹杂，发为膜疮，如《素问·生气通天论》"营气不从，逆于肉理，乃生痈肿"，可以看出气滞血瘀是疮疡发生的基础。故痰、瘀是刘老治疗本病的要点。刘老用活血化瘀消癥之品：当归、川芎、刘寄奴、水蛭，此四味药为刘老常用活血化瘀药对，一方面活血化瘀，一方面配伍当归使活血不伤血。患者痰浊内阻，故用燥湿化痰之品。未单独使用行气之品，乃因痰、瘀消散，则气行得畅。除肺间质改变，其他脏腑间质性改变时，刘老也常用活血化瘀、燥湿化痰之品，也为"膜病"治疗体现。

[案3]

患者黄某，女，72岁，2019年1月18日初诊。主诉：体检发现肺部结节2月余。2个月前患者于体检时发现肺部结节，大小约4mm，故就诊。刻下症见:偶有咳嗽,以干咳为主,乏力,舌淡胖,苔白腻,脉滑。

中医辨证:咳嗽(痰湿内阻)。

膜病辨证:膜疮(阳虚证)。

治则治法:燥湿化痰,祛瘀散结。

处方用药:鳖 甲20g^(先煎)　莪 术10g　芥 子20g　桔 梗10g
　　　　　草豆蔻6g　　苍 术10g　黄 芪20g　百 合20g
　　　　　附 片10g^(先煎)

10剂,水煎服,日1剂。

二诊:10日后复诊,患者乏力有所缓解,感皮肤瘙痒,舌淡,苔白腻,但较前有所消退,脉滑。

处方用药:芥 子20g　桔 梗10g　草豆蔻6g　厚 朴10g
　　　　　苍 术10g　黄 芪20g　百 合20g　薏苡仁20g
　　　　　防 风10g

20剂,水煎服,日1剂。

三诊:20日后复诊,患者乏力较前进一步缓解,瘙痒缓解,苔腻较前消退,予原方加减继服,并嘱患者3~6个月复查CT。

按语:患者以咳嗽为主症就诊,中医属于"咳嗽"的范畴。从膜病而言,患者体检发现肺部结节,如将其外翻,即犹如外在皮肤结节,可归于"膜疮(阳虚证)"的范畴,且以脾阳不足为主。脾阳虚,水湿运化失常,痰湿内蕴,阻滞于肺,形成肺部结节,肺失宣降,则咳嗽。《疡科纲要》:"而外发痈疡,亦往往而多痰症。则治疡者,可不于此加之意乎。"故异病同治,运用"膜病理论",根据"痰湿致病,因势利导",本病以温阳健脾利湿为主。故一诊时,刘老以附片温补脾阳,苍术、黄芪健运脾气,并结合草豆蔻、厚朴,以增强祛湿之效。刘老认为,怪病多因痰作祟,而治疗中单纯治痰往往效果不佳,主要是因为"痰"与"瘀"为致病之根,痰浊常夹瘀为患,故方药中加入鳖甲、莪术活血祛瘀,消癥散结。诸药合用,脾阳得升,脾气得运,水湿得化,痰气以消,肺气和降。

[案4]

患者王某,男,56岁,2019年4月2日初诊。主诉:反复咽痒伴咳嗽1年余,加重1月余。患者既往即有咽喉瘙痒症状,咽痒即咳,以干咳为主,反复发作,春季多见,1个多月前患者感症状复发,自服消炎药后未见缓解,故就诊。刻下症见：咽喉瘙痒，咽痒即咳，以干咳为主，舌淡，苔白，脉浮。

中医辨证：咳嗽（风邪上扰）。

膜病辨证：膜痒（外风证）。

治则治法：祛风止痒，宣肺止咳。

处方用药：地肤子20g　　白鲜皮20g　　桔　梗20g　　防　风10g

百　部20g　　紫　菀20g　　白　前20g　　胖大海20g

白　术20g

7剂，水煎服，日1剂。

二诊：7日后复诊，患者咽痒、干咳有所缓解，咳少量白色泡沫痰，舌淡，苔薄白，脉浮。

处方用药：黄　芪20g　　白　术20g　　防　风10g　　地肤子20g

桔　梗20g　　百　部20g　　紫　菀20g　　半　夏10g

浙贝母10g

7剂，水煎服，日1剂。

三诊：7日后复诊，患者症状较前进一步缓解，予原方加减继服。

按语：患者以咽痒、干咳为主症就诊，春季主气为风，可归于"膜痒（外风证）"的范畴，患者咽痒即咳，亦属于"咳嗽"的范畴。患者咽痒反复发作，如将咽喉外翻，即有如外在皮肤瘙痒，又以春季多发，春季对应风，"风盛则痒"，故刘老治疗本病以疏风散邪为主，选用具有疏解宣透作用的药物防风，以生发肝胆春升之令，进而提举清阳，同时予地肤子、白鲜皮以祛风止痒。患者伴见干咳，故予止嗽散加减，百部、紫菀、白前止咳，无论风寒、风热等咳嗽均可加减运用，予桔梗、胖大海利咽止咳，且引药上行；予白术，一方面补益肺气，另一方面固护卫表，抵御风邪。二诊时，患者咽痒症状有所缓解，故去白鲜皮，继予地肤子祛风止痒，加半夏、浙贝母以燥湿化痰，而患者标症已解，故予玉屏风散加减，黄芪、白术、防风益肺固表以治本。治疗过程中，体现了刘老"未感抵御风邪，已感祛除风邪"之意。

［案5］

患者陈某，男，66岁，2020年11月21日初诊。主诉：发热，咳嗽，咳黄色脓痰1周。患者诉1周前淋雨受凉后出现发热，体温最高达39.4℃，伴见咳嗽、咳痰，咳黄色脓痰，自服退热药后发热有所缓解，但仍反复，于社区医院予抗生素治疗后症状有所缓解，但仍感咳嗽、咳黄痰明显，为求中西医结合治疗就诊。刻下症见：咳嗽，咳黄色脓痰，量多，咽痛，舌红，苔黄，脉数。

中医辨证：咳嗽（热邪蕴肺）。

膜病辨证：膜热（肺热证）。

治则治法：清热宣肺，化痰止咳。

处方用药：冬凌草20g　桑白皮20g　瓜蒌壳20g　贝　母20g
　　　　　　陈　皮20g　茯　苓20g　桔　梗20g　薄　荷20g
　　　　　　麦　冬20g

10剂，水煎服，日1剂。

二诊：10日后复诊，患者咳嗽、咽痛、咳痰有所缓解，咳黄白相兼痰液，痰液较前变稀，量较前变少，伴见口干，舌红，苔薄黄干，脉滑。

处方用药：冬凌草20g　桑白皮20g　半　夏10g　陈　皮10g
　　　　　　茯　苓20g　桔　梗20g　麦　冬20g　天　冬20g
　　　　　　白　术20g

7剂，水煎服，日1剂。

三诊：7日后复诊，患者症状较前进一步缓解，予原方加减继服。

按语：患者以发热、咳嗽、咳黄脓痰为症状，病位在肺，但如将其视为在外之皮肤，可以认为是皮肤因感邪气蕴热，黄色脓痰为脓性分泌物，故可属于"膜热"范畴，辨为肺热证。刘老初治时以清热解毒药物为主，冬凌草解毒清热，桑白皮清利肺热，瓜蒌、陈皮连用以清热化痰为主。桔梗、薄荷可利咽止痛排脓。脾为生痰之源，故加茯苓以健脾燥湿祛痰。肺喜润恶燥，热邪蕴肺伤津，故加麦冬以养阴润肺。二诊时症状有所缓解，此时仍继予冬凌草、桑白皮以清肺热，但因热邪将退，伤津耗气，故予二冬、白术以增强养阴益气润肺之效。刘老初治以祛邪为主，二诊时兼顾扶正，以做到祛邪不伤正。治疗过程中，体现了刘老"消、补"治疗之法，予清热解毒化痰之品以消，予益气养阴之品以补，防邪内陷，托邪外出。

[案6]

患者李某，男，76岁，2020年11月21日初诊。主诉：鼻腔流血1周。1周前患者无明显诱因出现左鼻腔流血，伴按压痛，无呼吸不畅等症，就诊于我院，行鼻镜检查提示左鼻腔壁内见一约0.5cm×0.5cm的溃疡面，给予喷鼻剂治疗，为求中医治疗来诊。刻下症见：鼻腔灼热感，时有左鼻腔流血，量少，色鲜红，伴按压痛，舌红，苔薄黄，脉浮数。

中医辨证：鼻衄（风热上扰）。

膜病辨证：膜热（肺热证）。

治则治法：疏风清热，敛疮止血。

处方用药：金银花20g　　连　翘20g　　桑　叶20g　　桔　梗10g
　　　　　　白　及20g　　栀子炭20g　　当　归10g　　地肤子20g
　　　　　　麦　冬20g

7剂，水煎服，日1剂。

二诊：7日后复诊，患者症状缓解，未诉鼻腔流血，仍有按压痛，疼痛较前有所减轻，舌红，苔薄黄，脉浮数。

处方用药：金银花20g　　连　翘20g　　桑　叶20g　　桔　梗10g
　　　　　　白　及20g　　当　归20g　　地肤子20g　　麦　冬20g
　　　　　　菊　花20g

7剂，水煎服，日1剂。

三诊：患者症状进一步缓解，原方加减继服。

按语：患者感受风热之邪，经鼻腔侵于肺部，风热内蕴；肺乃娇脏，不耐外邪，致肺热内扰，热蕴黏膜，形成疮疡，属于膜热之肺热证，中医可辨为鼻衄之风热上扰证，故刘老治疗以疏风清热为主。刘老认为风乃膜病病理基础之一，临证善用风药祛邪外出，治疗膜病：金银花、连翘、桑叶疏风清热解毒，且连翘有"疮家圣药"之称；白及生肌敛疮；地肤子祛风清热；诸风药合用，以引邪外出。栀子炭清热止血，加当归，一方面治风先治血，另一方面予当归活血，促进血液循环，有利于疮面愈合。麦冬可防苦寒伤阴，且防止风热耗伤肺阴，以养阴润肺；桔梗引药上行。二诊时，患者已无出血，故此时治以清热解毒、敛疮止痛为主，去止血药，加菊花以增疏风清热之效。全方以攻邪为主，但亦兼以扶正，以防攻邪伤正。

[案7]

患者林某，男，67岁，2021年9月15日初诊。主诉：咯血3月余。患者3个多月前无明显诱因出现咳嗽、咳少量血丝，色鲜红，胸部偶有闷痛，伴午间低热，体温波动在37.1～38.5℃。既往20余年吸烟史，20支/日，现已戒烟3个多月。辅助检查：胸部CT未见明显异常。现为求中医治疗就诊，刻下症见：咳嗽、咳少量血丝，色鲜红，胸部偶有闷痛，午间低热，口燥咽干，舌红，苔薄白，脉细数。

中医辨证：咯血（肺阴亏虚）。

膜病辨证：膜烂出血（阴虚证）。

治则治法：滋阴止血，润肺止咳。

处方用药：仙鹤草20g　　花蕊石20g^{（先煎）}　　桔　梗20g　　紫　菀10g

玉　竹20g　　石　斛20g　　北沙参20g　　麦　冬20g

玄　参10g

10剂，水煎服，日1剂。

二诊：10日后复诊，偶有咳嗽，无咯血，胸闷较前改善，仍有午后发热，舌红，苔薄白，脉细数。

处方用药：仙鹤草20g　　生地黄20g　　玄　参10g　　金银花30g

玉　竹20g　　石　斛20g　　北沙参20g　　麦　冬20g

当　归10g

15剂，水煎服，日1剂。

三诊：15日后复诊，药后咳嗽、咯血消失，无发热，舌红，苔薄白，脉细数，继用15剂，药后诸症明显缓解。

按语：本病例按膜病理论，可将其归属于"膜烂出血"范畴。患者既往20余年吸烟史，燥热之毒熏灼肺叶，久病耗伤肺阴，阴虚内热，迫血妄行，血溢脉外，可见咳嗽带血丝、色鲜红等症；午间低热，口燥咽干，舌红，苔薄白，脉细数均为肺阴虚内热之象，故当辨为膜烂出血之阴虚证，以肺阴虚为主。刘老常以阴阳辨证为纲治疗膜病，亦遵"阳常有余，阴常不足"之意，故喜予滋阴之物。广义而言，津、液、血均属于阴，通过养阴之法，可辅助生气、补阳之效。本病从膜论治可视为外在皮肤受热熏蒸出血，治疗当以养阴润肺为主。北沙参、麦冬、玉竹、石斛均为滋养肺阴药物，此乃治本，并辅以止血以治标，方中仙鹤草、花蕊石清热解毒，凉血止血，同时桔梗宣肺止咳，加以清热凉血之品玄参、金银花、生地黄，可安抚内热扰动之血。阴阳平衡，乃标本皆缓。

[案8]

患者朱某，女，49岁，2021年9月30日初诊。主诉：咳嗽1年余。患者1年多前外感风邪后出现咳嗽，以干咳为主，无痰或偶有黏痰，量少不易咳出，气短，汗出，伴咽痒，稍感风寒上症加重，日久迁延不愈，自行口服止咳药（具体不详）后症状未见缓解，故就诊。刻下症见：咳嗽气短，自汗出，咽痒，语低懒言，大便3次每日，质稀，舌淡，苔薄白，脉濡缓。

中医辨证：咳嗽（肺气亏虚，卫表不固）。

膜病辨证：膜痒（外风证）。

治则治法：疏风止咳，补肺益气。

处方用药：葶苈子20g^{（包煎）}　地肤子20g　　白鲜皮20g　　防　风10g
　　　　　黄　芪20g　　　白　术10g　　羌　活10g　　石榴皮6g
　　　　　炙甘草20g

10剂，水煎服，日1剂。

二诊：10日后复诊，患者咳嗽较前好转，仍感咽痒，精神、言语改善，大便调，纳可，眠稍差，舌淡，苔薄白，脉濡缓。

处方用药：葶苈子20g^{（包煎）}　地肤子20g　　白鲜皮20g　　石菖蒲20g
　　　　　黄　芪20g　　　白　术10g　　羌　活10g　　远　志20g
　　　　　炙甘草20g

15剂，水煎服，日1剂。

三诊：15日后复诊，咳嗽气短、咽痒较前明显缓解，言语有力，精神尚可，纳眠可，二便调。

按语：本病例可归纳为"膜痒"范畴，乃属于外风证。刘老认为风邪导致膜病主要为两个方面，一为外风乘袭引起营卫不和，邪客腠理肌肤，发为痛痒；邪气郁闭，内不得通，外不得泄，可致经络不畅，气滞血瘀。而此病乃属于前者，患者外感风邪，风性游走，开泄，易袭阳位，风邪侵袭肺络，肺气上逆，故见咳嗽，咽痒；风邪开泄，致腠理不密，故见自汗出。患者感邪日久，迁延不愈，损伤肺气，肺气虚则鼓动无力，故见语低懒言；肺与大肠相表里，表邪未解，传变入里，大肠受邪，肠风内动，故见腹泻；舌淡，苔薄白，脉濡缓，均为表未解、里已虚之象，故采用疏风止咳、补肺益气之法。因"肺主皮毛"，故治肺之法是刘老在膜病中常用之法。方中地肤子、白鲜皮，为刘老临床常用清热燥湿、祛风止痒药对；葶苈子泄肺止咳，黄芪补肺气，升举中气，二者一升一降，使肺气宣降有法；白术健脾益气，加强黄芪固表止汗之功；防风祛风解肌，使风邪透表而解；石榴皮涩肠止泻；炙甘草调和诸药。二诊时患者表邪已解，里已虚，大便正常，遂去防风、石榴皮，予石菖蒲、远志宁心安神，三诊诸症改善。

[**案9**]

患者李某，男，35岁，2020年10月28日初诊。主诉：咳嗽、咳痰2月余。2个多月前患者出现咳嗽、咳痰，痰量少质黏，色白难咳，自行予清热类中药（具体不详）口服后咳嗽未见明显缓解，遂就诊；患者既往有10余年吸烟史。刻下症见：时有咳嗽，咳声短促，夜间尤甚，咳痰量少、色黄，伴口干咽燥，纳眠可，小便调，大便干结，舌红，少苔，脉细数。

中医辨证：咳嗽（阴虚内热）。

膜病辨证：膜热（虚热证）。

治则治法：养阴清热，润肺止咳。

处方用药：北沙参20g　　麦　冬20g　　熟地黄20g　　百　部10g
　　　　　　紫　菀10g　　款冬花10g　　金银花20g　　当　归20g
　　　　　　玄　参20g

15剂，水煎服，日1剂。

二诊：15日后复诊，患者口干咽燥较前改善，二便调，但仍偶有咳嗽、咳痰，故在前方基础上佐以少量化痰之品。

处方用药：北沙参20g　　麦　冬20g　　熟地黄20g　　百　部10g
　　　　　　紫　菀10g　　款冬花10g　　玄　参20g　　百　合20g
　　　　　　橘　红10g

15剂，水煎服，日1剂。

三诊：15日后复诊，患者诉偶有干咳，舌淡红，苔白，予原方继服15剂，服后诸症缓解。

按语：咽部等呼吸道黏膜均属于刘老"膜病"理论中"膜"的一部分，因此临床上刘老常将"膜病"理论运用到呼吸道疾病的诊治中。该患者长期吸烟，熏灼肺叶，耗伤肺阴，宣降失常，故发为咳嗽；虚火内生，灼津成痰，见咳痰、痰色黄量少；津液不能上承于口咽，见口干咽燥，肠失濡养，则大便难解；故治疗当以养阴清热、润肺止咳为法。一诊中运用北沙参、麦冬养阴清肺，并加熟地黄以滋养肾中元阴，金水相生，且壮水制火以培其本。痰乃膜病的病理基础之一，刘老认为怪病、久病可从痰论治，本病乃有形之痰，故予以橘红理气化痰，且防诸多养阴之品碍胃。方中配以百部、紫菀、款冬花润肺止咳化痰，在兼顾治肺的同时，又运用紫菀肃降肺气以通便，更是刘老治肺之法赋新意的体现：一者为基于"肺与大肠相表里"而出，二者因肠道黏膜似外在皮肤，且肺主皮毛，故治肺以利大肠。肺肠同治，使气机通畅，燥结排出。

[**案10**]

患者李某，女，19岁，2020年6月18日初诊。主诉：咽痛3天。3天前患者进食辛辣食物后感咽部疼痛，吞咽时感疼痛加重，遂就诊。刻下症见：咽部疼痛，吞咽时疼痛加重，口渴喜饮，小便色黄，大便干结，舌红，苔黄，脉数。查体：双侧扁桃体Ⅱ度肿大。

中医辨证：喉痹（肺胃热盛）。

膜病辨证：膜疮（热毒证）。

治则治法：清热解毒，利咽消肿。

处方用药：金银花20g　　当　归20g　　玄　参20g　　牛蒡子10g
　　　　　　连　翘10g　　荆　芥10g　　大　黄6g　　玉　竹20g
　　　　　　石　斛20g

5剂，水煎服，日1剂。

二诊：5日后复诊，患者咽痛较前减轻，大便通畅，但仍时感口渴，故在前方基础上加强养阴生津。

处方用药：金银花20g　　当　归20g　　玄　参20g　　牛蒡子10g
　　　　　　连　翘10g　　荆　芥10g　　玉　竹20g　　石　斛20g
　　　　　　天花粉10g

15剂，水煎服，日1剂。

三诊：15日后复诊，患者咽痛已明显缓解，继予前方服用5服。

按语：患者平素喜食辛辣刺激之物，致脾胃蕴热，加之夏季外感风热之邪，首犯肺卫，传邪入里，肺胃热盛，上攻咽喉，发为本病。"热甚则疮痛，火微则疮痒"，因疮毒多源于火之有余，火毒发于肌肤，形成疮肿。故依据刘老"膜病"理论，本病可按"膜疮"论治，乃辨为热毒证。一诊先予金银花、当归、玄参为基础方以清热解毒止痛，此四妙勇安汤组合是刘老膜病理论中治疗实热证最常用的配伍之一；方中加入牛蒡子、荆芥既能清热利咽，又能疏散风热；连翘为"疮家圣药"，治疗红肿热痛无论有无化脓、溃破均可使用；再配伍大黄泻热通便，使邪有出路；最后加入玉竹、石斛以清养肺胃之阴，以防热邪日久伤阴。二诊中患者呈现出津液不足的表现，故加予天花粉以生津止渴。所以临床中，即使辨证为实证的膜病，刘老亦会注意补阴，一方面滋热邪所伤之阴，一方面防苦寒清热之品伤阴，以阴阳为纲，以达阴阳平衡。

二、脾胃系疾病

（一）概述

1. 从膜论治脾胃病的立论基础　从膜论治脾胃病，遵循的是在内之膜，如在外之肤，肤膜同位、肤药治膜的诊疗理念。在最初的"膜原"论治中，从其部位和性质上来看，基本上与肠系膜病变相关，谓之"膜原连于肠胃之脂膜"。刘老认为，咽、食管、胃、肠、膀胱、子宫等黏膜暴露在视野下，即如在外之肤，其均可从膜理论来辨证施治，与现代医学中的黏膜相似。中医认为脾胃病变多从胃、肠、肝、肺等方面论述，刘老认为"邪自口鼻而入"可侵于"膜原"。从另一个角度来说，脾胃病病变器官又多为囊状、空腔器官，其外多有黏膜覆盖，并且多与外界直接相通，这符合"膜原"论；并且从功用和部位的角度出发，进一步将内覆之膜扩展到了与外界相通的器官所覆之膜，将从膜治脾胃病范围扩大，现代医学所涉及的消化系统疾病均可参照辨证。"膜病理论"所涉及的范围虽然较广泛，但是和脾胃的关系极为密切；并且从膜论治脾胃疾病也并不只考虑脾胃本身而单一论治，其他脏腑亦可引起，亦可从他脏治疗；实则为整体辨证，是系统性的理论。

2. 脾胃系膜病的病因认识　在从膜论治脾胃病的角度看，脾胃病的常见病因有气机阻滞、瘀血内阻、寒邪凝滞、水湿为患、饮食停滞、胃阴不足及脾胃虚弱等。尤以脾胃气机阻滞为主，亦见他脏引起，如肺之气机失常，脾胃之气同样受阻，故治疗以宣调肺气为主。

3. 脾胃系膜病的病机分析　脾胃以膜相连，而膜原为三焦门户，膜原血络连横脏腑，是脏腑气机开阖、升降出入必经之处，脾胃气机不畅导致三焦气结发病；再者，膜原多为营卫之行，气血居多，脾胃受损，必致膜原不能屏障，而致瘀血；水湿为患，饮食停滞，多致湿浊困土，脾胃升降失司，浸淫膜原，膜原湿热蕴结，必然致其门户闭塞；如脾胃虚弱，气血生化乏源，膜原失去濡养，抵御邪气能力下降，相互作用而加重病情；寒邪凝滞膜原，中焦枢纽不转，三焦之气不能通达，脾胃气化不易流通。

4. 脾胃系膜病的辨证要点 脾胃系膜病主要从阴阳、寒热、虚实、气血、标本方面来辨证。如阴阳，从疾病病势来看，一般病势缓，病程较长者多为阴病，病势迅猛且病程短暂者多属阳。遇寒加剧，喜温喜按，口淡不渴，呃逆呕吐，舌淡苔白滑，脉弦等多属寒；脘腹灼痛，吞酸嘈杂，喜凉拒按，烦躁，舌红苔黄多为热。虚证多有乏力，懒言，困倦等症；实证多有腹满胀硬，恶心，反酸，大便干结等症状。血证多有刺痛感，食后加重，衄血，咯血等症；在气多有情志不舒，忧思恼怒，发热等症。

5. 脾胃系膜病的治法方药 脾胃系膜病的治法在辨证的基础上灵活运用，主要以疏肝理气、健脾和胃、理气活血、养阴清热为原则。如脾喜燥，胃喜润，所以在治疗脾胃病时，多健脾祛湿，养阴和胃，常以平胃散为基础化裁；肝胃不和，宜疏肝理气和胃，多选用左金丸加减；湿热蕴结脾胃，宜清热和胃，多以四妙勇安汤加减化裁；胃阴不足，以沙参麦冬汤为基础生津润燥；饮食停滞，以木香槟榔丸行气止痛，主治里急后重。如有口苦，咽干，呃逆，可酌加佛手、郁金药对；若胃寒所致疼痛，酌加高良姜与醋香附温中行气，和胃止痛；如见痰浊内阻之证，加瓜蒌壳、法半夏之品化痰消积；若胃热、恶心、呕吐、口臭，可加半夏、黄芩清热降逆；他脏引起脾胃病时，如肺引脾胃膜病，在理气和胃的同时，常加苏梗、青皮、陈皮、紫菀等宣肺利膈之品，以改善肺气以使脾胃之气顺畅。从膜治脾胃病，需辨证用药，燥热伤阴者，慎用辛香燥热之药，以防伤阴；湿重者不可重用甘润滋腻之品，要随证治之。

（二）医案选录

[案1]

患者李某，男，40岁，2016年7月6日初诊。主诉：复发性口腔溃疡6月。6个月来患者口腔反复出现溃疡，多次予西药消炎镇痛，但效果不佳，反复发作，日久未愈，遂就诊。刻下症见：口腔可见多个溃疡面，黏膜充血，疮面烧灼感，疼痛，口燥咽干，心烦，二便尚可，舌质红，脉细数。

中医辨证：口疮（阴虚毒热）。

膜病辨证：膜疮（阴虚证）。

治则治法：滋阴清热，降火解毒。

处方用药：黄　精20g　　桑　椹20g　　玉　竹20g　　石　斛20g

白　芍 10g　　赤　芍 20g　　冬凌草 15g　　地肤子 15g

白鲜皮 15g

　　　　10 剂，水煎服，日 1 剂。

二诊：7 日后复诊，药后溃疡未见复发，溃疡面充血明显好转，可见疮面愈合，心烦，咽干，舌红、苔黄。

处方用药：黄　精 20g　　桑　椹 20g　　玉　竹 20g　　石　斛 20g

生　地 10g　　丹　皮 10g　　冬凌草 15g　　莪　术 15g

川　芎 15g

　　　　10 剂，水煎服，日 1 剂。

三诊：患者疮面愈合，未见新生溃疡，口干、咽燥、烦热症状消除，舌红苔白。

按语：患者口腔溃疡，在中医上称为"口疮""口糜"。刘老认为，口腔溃疡可借鉴外疡治法，从"膜"论治属膜疡之阴虚证，治宜养阴清热消痛，此法也是疡科"托法"的运用，通过黄精、玉竹、石斛等补益、清透散结以托邪外出。患者素体阴虚，久病耗伤阴液，虚热内扰，正不胜邪，阴虚火旺，上熏于口发为溃疡，且致口腔黏膜溃疡反复发作，故应以滋阴降火为法。对于膜疡阴虚之证，刘老常以补益养阴为主要治法，其中以玉竹、石斛为代表药对，共奏滋养肺胃阴之效；黄精、桑椹补益肝肾之阴，能养血润燥、祛风止痒。一诊之中加入赤芍、白芍配伍补泻兼顾；冬凌草、地肤子、白鲜皮清热利湿，使邪有出路。二诊之中根据患者实际情况，兼以生地、丹皮清热凉血，川芎、莪术活血通络，促进局部皮肤黏膜的血液运行及疮面愈合。养阴治疗刘老多从肺胃之阴或肺胃、肝肾之阴入手，兼顾他证；该病案非膜痒之阴虚轻证，也非膜热之虚热证，而是由轻到重、穷必归肾，故此案例以补益肝肾之阴为主，辅以养血润燥、祛风止痒为宜。

[案 2]

患者张某，男，55 岁，2018 年 8 月 20 日初诊。主诉：咽部异物感伴胃脘疼痛 3 年余。患者 3 年多以来咽部异物感及烧灼感，经检查诊断为慢性咽炎，自服咽炎片后改善不明显，随之胃脘疼痛。刻下症见：咽部异物感，咽痛伴烧灼感，有痰难咳，痰中偶有鲜血，胃脘胀痛，大便排不尽感，纳眠差，小便调，舌红，苔黄厚腻，脉滑数。

中医辨证：喉痹（脾胃湿热）。

膜病辨证：膜热（湿热证）。

治则治法：清热化湿，养阴解毒。

处方用药：蒲公英20g　　冬凌草10g　　葎　草10g　　紫花地丁20g

　　　　　　田基黄15g　　萆　薢15g　　六月雪15g　　地肤子15g

　　　　　　白鲜皮15g

10剂，水煎服，日1剂。

二诊：10日后复诊，药后咽部异物感较前好转，疼痛消失，但咽部仍有痒感，胃脘部疼痛缓解不明显，舌红，苔黄脉滑。

处方用药：田基黄15g　　萆　薢15g　　六月雪15g　　地肤子15g

　　　　　　白鲜皮15g　　蝉　蜕10g　　冬凌草10g　　僵　蚕10g

　　　　　　羌　活10g

10剂，水煎服，日1剂。

三诊：患者无咽部异物感，偶有咽部痒感，胃脘疼痛明显好转，纳眠可，按前方继用5剂，药后痊愈。

按语：慢性咽炎，中医可归为"喉痹"范畴。就症状来看为咽部疾病，但究其基本病机为脾胃湿热，湿热内蕴，内不疏泄，外不畅达，郁于皮肤黏膜腠理而致，故刘老认为，慢性咽炎可从"膜热"论治，辨为湿热证。治疗当以运脾健脾配合化湿清热为主，标本兼治。一诊之中咽痒疼痛，痰中带鲜血，实为血热迫血妄行，应予养阴清热，化湿解毒，故予紫花地丁、蒲公英之品消疮；用冬凌草、葎草等清热解毒之品除膜热；湿热之邪，刘老灵活运用田基黄、萆薢、六月雪、地肤子、白鲜皮等清热利湿以透湿热。二诊之中，血热已大去，热毒已无，但仍有咽痒，辨为膜痒，需以祛风之品止痒为重，故去紫花地丁、蒲公英等解毒之品，但恐膜热仍有不尽，故继用冬凌草以除膜热，重以蝉蜕、僵蚕、羌活祛风之品止痒。此体现了刘老巧用风药的思路，通过风药疏解宣透，引邪外出。

[案3]

患者徐某，男，26岁，2018年6月14日初诊。主诉：反复大便稀溏，伴黏液、脓血5年余。患者2013年因腹泻、便脓血就诊于当地医院，诊断为溃疡性结肠炎（具体检查报告未见），服用西药控制良好。2015年初溃结复发，继服西药柳氮磺吡啶肠溶片无效之后腹泻、便脓血时有发作，间断加重。刻下症见：大便有脓血黏液，便不成形，日2次，腹部无明显不适，面色

52

苍白,疲乏,肛门下坠,舌白,苔厚腻,脉弦细。

中医辨证:泄泻(脾胃虚弱,湿热蕴结)。

膜病辨证:膜热(湿热证)。

治则治法:益气健脾,清热化湿。

处方用药:醋鳖甲 20g^(先煎) 莪 术 10g 黄 芪 30g 蝉 蜕 10g

　　　　　防 风 10g 白头翁 20g 冬凌草 20g 薏苡仁 20g

　　　　　苦 参 10g

10 剂,水煎服,日 1 剂。

二诊:自述服药后大便已无血,但仍有脓液,大便不成形,日 1 次,无肛门下坠感,苔白,脉弦。

处方用药:醋鳖甲 20g^(先煎) 莪 术 10g 黄 芪 30g 蝉 蜕 10g

　　　　　防 风 10g 白头翁 20g 冬凌草 20g 薏苡仁 20g

　　　　　豆蔻仁 10g

10 剂,水煎服,日 1 剂。

三诊:现大便已无脓血,成形,大便日 1 次,先干后稀,舌红,苔白腻。嘱患者继服前方 10 剂,巩固治疗。

按语:溃疡性结肠炎可将其归属于"腹痛""泄泻""肠风""肠毒""肠癖"等病症范畴。患者久病,正气亏损,湿热瘀毒互结肠络,致使肠中气机壅滞,瘀血内生,与肠中腐浊之物相搏结,化为脓浊。刘老将其辨为肠道"膜热之湿热证",予养阴清热,化湿解毒,予白头翁、冬凌草、苦参等清热化湿去毒,治标为主;二诊已无便血,去苦参防苦寒之品伤阴,以豆蔻仁健脾化湿。该医案中刘老独辟蹊径,加入敛疮之药黄芪,用补托法,引邪外出,方法灵活有出路。膜病日久,风、痰、瘀、毒混处络中,乃络之重病,故以鳖甲搜剔经络,已达破积消癥、消肿散结之效果;后期湿热易转为"膜痒"之证,故借风药蝉蜕、防风之品通达腠理,兼顾合治,分消其势,这些正是从膜论治的体现。

[案 4]

患者刘某,男,60 岁,2018 年 9 月就诊。主诉:口腔黏膜反复充血糜烂 1 年。患者 1 年来口腔颊黏膜反复出现充血糜烂,烧灼疼痛,食辣痛甚,且舌、唇、颊时发溃疡。刻下症见:左颊黏膜充血糜烂面,约 1cm×1.5cm 大小,周围灰白色小丘疹,呈斑块状,胸闷,烦热,眠差,汗多,口黏腻不爽,苔黄腻，脉滑数。

中医辨证：口蕈（心脾郁热，痰热互结）。

膜病辨证：膜疮（痰热证）。

治则治法：清热化痰，宽胸散结。

处方用药：瓜蒌壳20g　　法半夏10g　　黄　连6g　　肉　桂1g

　　　　　牡丹皮20g　　白鲜皮20g　　地肤子20g　　羌　活10g

　　　　　独　活10g　　升　麻10g

10剂，水煎服，日1剂。

二诊：口腔黏膜糜烂减轻，胸闷、烦热、汗出明显好转。

处方用药：葛　根20g　　黄　连6g　　黄　芩10g　　青　蒿20g

　　　　　牡丹皮20g　　白鲜皮20g　　地肤子20g　　蝉　蜕10g

　　　　　防　风10g

10剂，水煎服，日1剂。

三诊：守方随症加减服1个月，黏膜皮损明显好转，已无灼痛，余无明显不适。以二诊方去牡丹皮、青蒿，加玉竹20g，石斛20g。共治3个月皮损愈，半年后以他疾来诊，询之无复发。

按语：患者喜食甜腻、辛辣之品酿生湿热，而性情急躁，郁生内火，湿热、郁火蕴于心脾，湿热生风夹火，循经上灼于口舌，热胜肉腐膜烂，故见口腔黏膜充血糜烂疼痛，灰白色丘疹，时发口腔溃疡。湿热、郁火炼津为痰，结于胸，扰于心，而致胸闷、烦热、眠差、汗出。口黏腻不爽，苔黄腻，脉滑数，乃痰热蕴脾之征。刘老认为该病从膜论治，始于膜原，终归脾胃，以"膜热"而致"膜疮"。此病在心脾，治当先清胸中郁结之痰热，加肉桂引火归元，与黄连水升火降，交通心肾；牡丹皮辛寒能去血中之热，痘疮壮热烦红用为良剂，降火散表，兼疏其瘀；白鲜皮能清热燥湿、祛风解毒，二皮同用取"以皮达皮"之义，更能以内膜达外皮；百病怪病生于风，必用风药，地肤子清热利湿，祛风止痒，去皮肤中热气，散恶疮；独活气香而浊，善行血分之邪，羌活气雄而清，善行气分之邪，二者同用，羌活理游风，独活理伏风；升麻气味轻清，甘平和毒，苦寒清热，与二活同用取"火郁发之"之义。后治以清脾经之湿热，除牡丹皮、白鲜皮、地肤子外，加青蒿清血中湿热，透阴分伏热于表；蝉蜕，用虫之壳以搜风除热，乃为久病入络需以虫药搜剔络中之邪；防风祛风透邪，胜湿止痒。本案最后考虑热病伤阴，以玉竹、石斛滋阴生津以利黏膜修复,清解余热,清透散结以托邪外出,以防余火复炎,故"膜热"难生。

[案5]

患者张某,女,38岁,2018年1月就诊。主诉:胃痛3年余,加重3周。患者近3周因气温骤降,胃痛加重。胃镜检查示浅表性胃炎,胃黏膜脱垂。为求中医治疗故就诊。刻下症见:胃脘胀痛,每因受凉饮冷而加重,胸满,食入欲呕,吐涎沫,纳差,舌淡苔白滑,脉沉缓。

中医辨证:胃痛(脾胃虚寒,寒凝饮停)。

膜病辨证:膜疮(阳虚证)。

治则治法:散寒降逆,温中补虚。

处方用药:吴茱萸6g　党参20g　生姜9g　半夏9g

茯苓12g　苍术9g　厚朴9g　砂仁3g

徐长卿20g

10剂,水煎服,日1剂。

二诊:药尽后复诊,胃脘胀痛减轻,但情绪急躁时有加重,呕吐、胸满减轻,食欲稍增加,舌淡苔薄黄,脉滑。

处方用药:吴茱萸2g　黄连6g　佛手10g　白术10g

茯苓12g　砂仁3g　徐长卿20g　鸡内金20g

神曲10g

10剂,水煎服,日1剂。

三诊:10日后诸症较前进一步缓解,原方加减继服。嘱忌烟酒,忌生冷饮食,1年后随访,除偶食生冷出现脘闷外,病未复发。

按语:刘老认为,胃炎可属于"膜病"之"膜疮"的范畴,该患者以阳虚证为主,阳虚不化痰饮,故见寒痰内停,当以温中散寒化饮为法,温补脾胃阳气以散寒祛邪,阳气升则除饮化痰有力。此即为刘老学术外延中"痰瘀互结,疑难怪症多痰瘀"。痰因寒生者,宜温中为主,刘老善用经方,遵《金匮要略》"呕而胸满者,茱萸汤主之",《伤寒论》"食谷欲呕,属阳明也,吴茱萸汤主之",以吴茱萸汤经典方化裁而出,方中吴茱萸味辛热,归属胃经,既能温胃祛寒,又善和胃降逆以止呕,一药擅用两功,加之生姜相配,温降之力更强。党参温以益气健脾,合生姜以调脾胃,兼和诸药。同时见吐涎沫,食入欲呕,有饮象,用辛温之半夏,燥湿化痰涤饮,降逆和中止呕,生姜可制半夏之毒，两者配伍使用，暗合小半夏汤之意。苍术、厚朴、砂仁三者芳香化湿，善理中焦湿气。二诊时，患者呕吐缓解，故去生姜、半夏，舌苔由白变黄，饮邪郁久化热，伴胸满，故予左金丸联合佛手以疏肝和胃，清肝温胃；去苍术，加白术以增强益气健脾之效；辅以鸡内金、神曲以开胃健食。刘老切症准确，诸药合用，阳气得复，寒痰得化，故患者三诊时主症皆消，继服原方加强巩固，后病未复发。

[案6]

患者文某，女，48岁，2021年7月27日初诊。主诉：间断右下腹疼痛3年余。患者3年前行肠镜示慢性结肠炎，间断右下腹疼痛，故就诊。刻下症见：右下腹疼痛，性质为刺痛，情志不畅时加重，膝关节偶有疼痛，久行加重，大便干结难解，时有大便带黏性液体及暗红血块，约2～3日1次，纳眠欠佳，小便正常，舌暗红，苔薄白，脉弦。

中医辨证：肠痈（气滞血瘀）。

膜病辨证：膜烂出血（瘀毒证）。

治则治法：疏肝理气，化痰消痈。

处方用药：白附片 10g^{（先煎）}　胆南星 10g　　当　归 10g　　川　芎 20g
　　　　　败酱草 20g　　　威灵仙 20g　　决明子 20g　　紫　菀 20g
　　　　　薏苡仁 20g

20剂，水煎服，日1剂。

二诊：20日后复诊，患者诉右下腹疼痛、大便带黏性液体较前好转，关节疼痛控制可，大便正常，舌暗红，苔薄白，脉弦。

处方用药：白附片 10g^{（先煎）}　胆南星 10g　　佛　手 10g　　川　芎 20g
　　　　　败酱草 20g　　　威灵仙 20g　　豨莶草 20g　　百　合 20g
　　　　　薏苡仁 20g

20剂，水煎服，日1剂。

三诊：20日后复诊，患者未诉右下腹疼痛，膝关节疼痛可，睡眠可，舌暗红较前有所改善，舌苔薄白，脉细。嘱患者继予原方15剂内服，并清淡饮食，保持愉快情绪。

按语：患者平素饮食不节、情志不畅，脾胃、肠道功能失调，运化无力，传导失司，气血瘀阻于腹部，不通则痛，故见右下腹疼痛；瘀血内阻，血行脉外，故见大便夹杂血块。可将其辨为膜烂出血之瘀毒证，治宜行气止痛，活血消痈。一诊时予薏苡仁开壅利肠，败酱草解毒消痈，白附片温阳散寒止痛，三药配伍遵循《金匮要略·疮痈肠痈浸淫病脉证并治》"肠痈之为病，其身甲错，腹皮急，按之濡，如肿状，腹无积聚，身无热，脉数，此为肠内有痈脓，薏苡附子败酱散主之"之意。本案辨为瘀毒证，刘老认为临床中"痰"与"瘀"常夹杂为患，"治痰要活血，血活则痰化；治瘀要化痰，痰化则瘀消"。所以本病中，刘老以当归、川芎活血化瘀，加胆南星以化痰，以此兼顾痰瘀。痰瘀得化，脉络通畅，气畅血行，则疼痛缓解。二诊时，根据患者症状变化，去决明子、紫菀，改予豨莶草通利关节，乃"引药活用，事半功倍走捷径"。

[**案7**]

患者刘某，女，39岁，职员，2018年9月就诊。主诉：胃脘部胀闷不适1周余。患者平素常因工作原因而心情抑郁，近1周前进食海鲜后呕吐、反酸不止，自行服用奥美拉唑胶囊等症状减轻。行胃镜检查提示：慢性非萎缩性胃窦炎。刻下症见：胃脘部胀闷不适，进食后不易消化，纳差，伴两胁部胀痛，触之明显，怕冷，喜叹息，舌红，苔薄黄，脉弦。

中医辨证：痞满（肝胃不和）。

膜病辨证：膜热（胃热证）。

治则治法：疏肝和胃，清热消痞。

处方用药：佛　手10g　　郁　金10g　　白　术20g　　枳　实15g
　　　　　吴茱萸3g　　黄　连6g　　玉　竹20g　　石　斛20g
　　　　　木　香5g

12剂，日1剂，水煎分3次温服。

二诊：两胁胀痛有所缓解，胃脘部偶有胀痛、痞满感，伴口苦、口干，舌淡红，苔薄黄，脉弦数。

处方用药：黄　芩10g　　半　夏10g　　黄　连6g　　吴茱萸2g
　　　　　佛　手10g　　白　术20g　　徐长卿20g　　玉　竹10g
　　　　　石　斛20g

12剂，日1剂，水煎分3次温服。

三诊：患者症状较前缓解，予原方加减继服。嘱患者保持情绪舒畅，少食辛辣油腻之品。

按语：慢性非萎缩性胃炎可归于中医"痞满"等范畴。患者平素心情抑郁，肝气不舒，横逆犯胃，气郁化火，壅滞于胃，热灼黏膜，发为本病，故可辨为"膜热"之胃热证，治疗以清胃热为主，兼以疏肝行气，刘老常用左金丸以治之，故两诊中都予以黄连、吴茱萸。刘老又予以黄芩、半夏，乃化裁于左金丸合半夏泻心汤，以疏肝和胃消痞。左金丸疏肝理气，清热和胃，半夏泻心汤辛开苦降以消痞。诸药合用，引邪外出。

[案8]

患者高某，男，17岁，学生，2019年2月就诊。主诉：口腔溃疡伴不欲饮食3天。患者3天前无明显诱因出现口中生疮，不欲饮食，伴心烦口渴，难以久坐，面红赤，睡眠差，小便灼热、疼痛，行尿常规检查提示：红细胞（+）。舌红，苔黄，脉数。

中医辨证：口疮（胃火上炎）。

膜病辨证：膜热（胃热证）。

治则治法：滋阴清热，收敛止血。

处方用药：

玉　竹20g	干石斛20g	生地黄20g	仙鹤草15g
白　术20g	茯　苓20g	艾　叶6g	荷　叶15g
甘　草6g			

7剂，日1剂，水煎分3次温服。

二诊：患者感口渴心烦，小便灼热、疼痛，口疮疼痛有所缓解，睡眠欠佳，舌红，苔薄干，脉数。

处方用药：

玉　竹20g	石　斛20g	淡竹叶10g	淡豆豉6g
百　合20g	茯　神20g	生地黄20g	白　术20g
甘　草6g			

7剂，日1剂，水煎分3次温服。

三诊：患者症状较前进一步改善，复查尿常规提示：红细胞（-）。原方加减继服，嘱患者注意劳逸结合。

按语：本病可辨为"膜热"，其热在胃，为胃热证。火热之邪内蕴而致"膜烂出血""膜疮"，故见口中生疮、尿红细胞。本病中，刘老除了使用清热药物如生地黄、荷叶清胃肠膜热以凉血，亦加入玉竹、石斛养阴之品以养胃肠膜阴而除其燥热。热为阳邪，伤及阴液，故加予养阴，且可使阴盛以制阳，阴阳和谐，则百病缓消。为防诸药寒凉太过，又加艾叶以温经兼止血，亦取刘老"阴中求阳善补阴"之意。"诸痛痒疮，皆属于心"，故清心中之火，缓解诸疮、痛、红、肿等症，故二诊时以淡竹叶、淡豆豉利尿清心，因势利导，使邪气从小便而出。诸药合用，邪热得清，阴阳和调。

[案9]

患者靳某，女，52岁，2021年3月2日初诊。主诉：间断胃痛1年余。患者平素嗜食肥甘厚腻、辛辣灼热之品，近1年来感胃脘部灼痛不适，症状逐渐加重，故就诊。刻下症见：胃脘部灼痛，得热加重，伴反酸，烧心，嗳气，恶心欲呕，齿龈出血，口咽干燥，口苦，口臭，潮热盗汗，纳差，眠尚可，大便干，小便可，舌红，少苔，脉细数。

中医辨证：胃痛（胃热阴虚）。

膜病辨证：膜热（虚热证）。

治则治法：养阴清热，和胃止痛。

处方用药：金银花20g　　当　归20g　　玄　参20g　　玉　竹20g
　　　　　　石　斛20g　　黄　连6g　　白　及10g　　黄　芩10g
　　　　　　吴茱萸3g

15剂，水煎服，日1剂。

二诊：15日后复诊，患者诉上症较前明显好转，感大便干结，2～3日1次，舌黄，苔厚腻，脉滑。

处方用药：瓜蒌皮20g　　半　夏10g　　黄　连6g　　黄　芩10g
　　　　　　槟　榔10g　　木　香10g　　枳　壳10g　　款冬花20g
　　　　　　紫　菀20g

15剂，水煎服，日1剂。

三诊：15日后复诊，患者诉大便恢复正常，舌苔薄白，脉细。嘱患者继予原方10剂内服，并清淡饮食，保持愉快情绪。

按语：患者平素嗜食肥甘厚腻、辛辣灼热之品，灼伤胃阴，胃阴亏虚，虚热内扰，正不胜邪，故见齿龈出血，口咽干燥，口苦，潮热盗汗，大便干；胃失和降，胃气上逆，故见反酸，嗳气，恶心欲呕，口臭，纳差；热灼胃脘，故见胃脘部灼痛，得热加重，烧心；舌红，少苔，脉细数，为阴虚之象，本病属于"膜热"之虚热证的范畴，治宜养阴清热、和胃止痛为法。刘老基于"肤膜同位""肤药治膜"思想，初诊时以疮科常用方四妙勇安汤即金银花、当归、玄参加减治疗，一者清热和胃，二者以疮科用药思路保护胃黏膜。白及敛疮生肌，保护胃黏膜。玉竹、石斛滋阴生津，通过精血的化生促进皮肤黏膜的濡养,且通过精微物质的化生促进功能的恢复,即阴中求阳。经方"左金丸"(黄连、吴茱萸)加以黄芩,旨在理气和胃,用于缓解疼痛、口咽干燥、口苦、口臭等症。二诊患者阴虚症状缓解,感大便干结难解,舌黄,苔厚腻,为痰热蕴结之象,治宜清热化痰,润肠通便,故用黄连、黄芩清热;瓜蒌皮、半夏化痰;木香、槟榔行气;款冬花、紫菀通便。

[案10]

患者刘某,女,59 岁,2021 年 9 月 21 日初诊。主诉:烧心、反酸 2 年余,加重 1 月余。患者 2 年前行胃镜检查示:反流性食管炎,间断烧心、反酸,未予重视与治疗。1 个月前上述症状加重,故就诊。刻下症见:烧心、反酸,口干、口苦,干呕,进食后偶有嗳气,易生气,情志影响后症状加重,纳差,肌肤甲错,皮肤干燥,秋冬季节加重,大便溏,小便可,舌紫暗,苔薄黄,脉弦涩。

中医辨证:吞酸(湿热中阻,肝胃不和)。

膜病辨证:膜热(湿热证)。

治则治法:清热燥湿,疏肝活血。

处方用药:佛　手10g　　郁　金10g　　川　芎10g　　当　归20g
　　　　　半　夏9g　　厚　朴10g　　苍　术10g　　草豆蔻10g
　　　　　地肤子20g

　　　　　　　　　10 剂,水煎服,日 1 剂。

二诊:10 日后复诊,患者诉反酸、烧心及皮肤状态好转,但饭后痞满,消化不良,舌淡,苔薄,脉弦。

处方用药:佛　手10g　　郁　金10g　　川　芎10g　　当　归20g
　　　　　半　夏9g　　厚　朴10g　　苍　术10g　　神　曲10g
　　　　　稻　芽10g

　　　　　　　　　10 剂,水煎服,日 1 剂。

三诊:10 日后复诊,患者诉反酸、烧心症状明显改善,食欲增加,皮肤状态大大改善,但偶有呃逆、嗳气症状,舌淡,苔薄,脉弦。

处方用药:佛　手10g　　郁　金10g　　川　芎10g　　当　归20g
　　　　　半　夏9g　　厚　朴10g　　苍　术10g　　旋覆花20g^(包煎)
　　　　　代赭石20g^(先煎)

　　　　　　　　　10 剂,水煎服,日 1 剂。

四诊：10日后复诊，患者诉诸症好转，舌淡，苔薄，脉弦。嘱患者继予原方10剂内服，并清淡饮食，保持愉快情绪。

按语：反流性食管炎是指胃和十二指肠内容物反流入食管而致炎症性病变，出现反酸、烧心等不适，内镜下可见食管黏膜破裂。《素问·至真要大论》曰："诸呕吐酸，暴注下迫，皆属于热""诸逆冲上，皆属于火"，患者长期饮食不节，脾胃运化失调，日久形成湿热，湿热中阻，气机失调；加之患者平素易生气，肝气郁结，横逆犯胃，胃失和降，浊气上逆发为此病。湿热内蕴，肝气郁滞，均会导致瘀血的形成。刘老认为在内之食管黏膜破裂犹如在外之疮疡，属于"膜热"之湿热证的范畴。半夏、厚朴、苍术、草豆蔻清热燥湿，加以川芎、当归活血通络，促进局部皮肤黏膜的血液运行，促进创面愈合。虽病位辨为肝胃，但刘老灵活运用治肺之法，且善用风药，故予地肤子疏风散邪，清热利湿，使邪有出路。三诊时患者偶有呃逆、嗳气症状，改予旋覆花、代赭石降逆之品，取旋覆代赭汤之意，起降气化痰、益气和胃之功。四诊患者诸症好转，嘱其清淡饮食，保持愉快情绪。

三、肾系疾病

（一）概述

1. 从膜论治肾系病的立论基础 肾系膜病即包含了所有泌尿生殖系统黏膜相关疾病，如急慢性肾盂肾炎、尿道炎、阴道炎等。

2. 肾系膜病病因认识 肾系膜病的病因主要有风邪侵袭、湿热内蕴、肝郁气滞、脾肾亏虚、肾阳虚、肾阴虚等。

3. 肾系膜病病机分析 肾系膜病的病位在泌尿生殖系黏膜上，且与肝、脾、肾有关。其病机主要是肾虚，下焦湿热，气化失司。肾系膜病日久不愈，热伤阴，湿伤阳，易致肾虚；肾虚日久，湿热秽浊邪毒容易侵入泌尿生殖系黏膜，引起肾系膜病的反复发作。因此，肾虚与下焦湿热在肾系膜病的发生、发展及病机转化中具有重要的意义。肾系膜病有虚有实，初病多实，久病多虚，初病体弱及久病患者，亦可虚实并见。实证可因嗜食辛热肥甘之品，或嗜酒过度，酿成湿热；或下阴不洁，湿热秽浊毒邪侵入泌尿系黏膜，酿成湿热；或肝胆湿热下注，皆可使湿热蕴结下焦，膀胱气化不利，发为膜病。肝郁气滞，恼怒伤肝，肝失疏泄，或气滞不通，郁于下焦，致肝气郁结，膀胱气化不利，发为膜病。虚证可因久而不愈，湿热耗伤正气，或劳累过度，房室不节，或年老，久病，体弱，致脾肾亏虚，脾虚而中气不足，气虚下陷，亦可引起膜病。

4. 肾系膜病的辨证要点

（1）辨明肾系膜病类别：由于每种肾系膜病都有不同的病机，其演变规律和治法也不尽相同，因此需要辨明肾系膜病类别。辨证的要点是每种肾系膜病的各自特征。

（2）辨虚实：在区别各种不同肾系膜病的基础上，还需辨证候的虚实。一般而言，初起或在急性发作阶段，因下焦湿热、气滞不利所致，尿路疼痛较甚者，多为实证；膜病久不愈，尿路疼痛轻微，见有肾气不足，脾气虚弱之证，遇劳即发者，多属虚证。

（3）辨标本缓急：各种肾系膜病之间可以相互转化，也可以同时并存，所以辨证上应区别标本缓急。一般是本着正气为本、邪气为标，病因为本、证候为标，旧病为本、新病为标等标本关系进行分析判断。以因气虚引发的膜病转为湿热型膜病为例，从邪与正的关系看，气虚是本，湿热邪实为标；从病因与证候的关系看，湿热型膜病的湿热蕴结泌尿生殖系统黏膜为本，而湿热膜病的证候为标；根据急则治标、缓则治本的原则，当以治湿热为急务，从而确立清热利湿的治法，先用相应的方药，待湿热渐清，转以扶正为主。

5. 肾系膜病的治法方药

（1）祛风药：外风侵袭，治以祛风止痒。羌活、防风、蝉蜕、露蜂房、荆芥、白芷等祛风解表，调和营卫；川芎、莪术、刘寄奴等化瘀通络，以祛络中之邪。夹湿热者，加地肤子、白鲜皮清热利湿；血热者，加生地、丹皮清热凉血；夹痰湿者，加藿香、胆南星清化痰湿，以恢复肝之疏泄，脾之运化。内风生动者治宜养血润燥，祛风止痒；疏肝清热，祛风止痒；化瘀通络，祛风止痒。以防风、白芷、蝉蜕、蜂房等祛风通络止痒；若阴虚者，以玉竹、石斛、女贞子、旱莲草等养阴润燥，若阴虚较重，以大补阴丸滋阴降火；有血热者，加生地、丹皮凉血润燥；若肝郁气滞血瘀者，加佛手、郁金、石决明、珍珠母等疏肝解郁，平肝潜阳；若络伤瘀滞者，轻者加莪术、刘寄奴、王不留行等活血化瘀，重者以水蛭、蜈蚣等虫类药搜剔经络。

（2）清热燥湿药：治宜清热利湿止痒。金钱草、田基黄、萆薢、六月雪、地肤子、白鲜皮等清热利湿止痒，以石决明平肝潜阳，抑肝扶脾；皂角刺以排毒搜风；荆芥、防风等祛风升阳除湿；冬凌草清肺以治水之上源，使邪从小便而出；大便不通者，予紫菀、决明子，从肺和大肠相表里入手，使邪从大便而出。

（3）理气药：治宜疏肝解郁，行气止疼。柴胡、白芍、佛手、郁金等疏肝解郁；陈皮、川楝子、延胡索行气止痛；气滞引起血瘀，轻者加莪术、刘寄奴、王不留行等活血化瘀，重者以水蛭、蜈蚣等虫类药搜剔经络。

（4）补气药：治宜益气养阴，豁痰散瘀搜络。以鳖甲、莪术消法清络中痰瘀毒，并以鳖甲血肉有情之品滋阴托补；冬凌草清热解毒，活血祛痰消痈，协助鳖甲、莪术将痰瘀毒托邪外出；黄芪、白及是疡科治疗的托法运用，黄芪益气、白及消肿生肌，促进疮疡愈合。

（5）补肾药：阳虚者治宜温补脾肾，化瘀通络消痈。附子温脾肾之阳，胆南星清热化痰；葛根、黄芩、黄连、金银花清泄里热，解肌散邪，利湿解毒消痈；当归、川芎活血化瘀通络。阴虚者治宜养阴清热消痈，以玉竹、石斛、黄精、桑椹补益肝肾；生地、丹皮清热凉血；冬凌草、地肤子、白鲜皮清热利湿，使邪有出路；莪术、川芎、刘寄奴、刺蒺藜活血通络。

（二）医案选录

[案1]

患者杨某，女，40岁，2019年10月1日初诊。主诉：尿频、尿急、尿痛1周，加重伴发热2天。患者1周前无明显诱因出现尿频、尿急、尿痛等症状，曾于我院急诊就诊，尿常规+沉渣示：隐血（+++）、尿蛋白（+）、白细胞（+++），血常规示：白细胞18.78×10^9/L，中性粒细胞百分比85.9%，考虑泌尿系感染，予莫西沙星注射液抗感染、喜炎平注射液清热解毒等对症治疗后症状改善。2天前，患者再次出现尿频、尿急、尿痛等症状，伴发热、腰痛，自服安乃近等药物治疗，症状未见缓解，故昨晚至我院急诊就诊，尿常规+沉渣示：隐血（++），尿蛋白（+），白细胞（+++），亚硝酸盐（+），血常规示：白细胞17.01×10^9/L，中性粒细胞百分比83.2%，考虑泌尿系感染，现为求中医治疗，遂来诊。刻下症见：发热，体温38.6℃，尿频、尿急、尿痛，左侧腰痛，口干、咽干欲饮，时有恶心欲呕，纳少，寐差，入睡困难，时有胸闷心慌，大便调。舌质红，苔薄黄，脉滑数。

中医辨证：淋证（湿毒内蕴）。

膜病辨证：膜热（湿热证）。

治则治法：透热解毒，清热利湿。

处方用药：冬凌草20g　　金钱草20g　　田基黄20g　　草薢20g

六月雪20g　　地肤子20g　　白鲜皮20g　　滑石20g

车前草20g

7剂，水煎服，日1剂。

服上方后，第2天体温下降，第3天体温恢复正常，尿液相关检查于第4天好转，第7天恢复正常，不适症状第7天均消失，续服上方1周，2周后复查尿常规正常，无不适症状。

按语：此病例患者为中青年女性，疾病初起因下焦湿热，表现为明显的尿路刺激征，下焦湿热未及时治疗，热夹毒邪侵入血室出现发热、腰痛等症状，且发热反复，经抗感染治疗后虽症状好转，但停药后复发。结合患者目前症状及舌脉，属于"膜热"的范畴，可辨证为湿热证，治疗当紧扣热入血室"随其实而泻之"的治则，以透热解毒、清热利湿为法，以金钱草、田基黄、草薢、六月雪、滑石、车前草清热利湿，导热毒从小便解。草薢、六月雪是刘老治疗肾系湿热之证常用药对。《本草纲目》："草薢之功，长于祛风湿，所以能治缓弱痪痹、遗浊、恶疮诸病之属风湿者。"两药入脾胃经，味苦燥湿，体现了刘老对于湿浊之邪"其制在脾"的思路；且两药可治疗疮疡、痈疽之症，为肤疾用药，也体现了刘老以治肤之药治内膜之病的思想，是"从膜论治"的用药体现，是刘老对于膜病"消法"的运用。"肤膜同治"，肺主皮毛，风药主之，故刘老用地肤子、白鲜皮以疏表化湿，乃刘老灵活运用治湿八法的体现。冬凌草清肺以治水之上源，使肺通调水道，下疏膀胱，邪从小便而出，充分体现了使邪有出路。

[案2]

患者高某，女，52岁，2019年4月11日初诊。主诉：尿频、尿急、尿痛反复发作10年。患者尿频、尿急、尿痛反复发作，既往始终按尿路感染治疗，久治不愈，后行膀胱镜检查，诊断为"间质性膀胱炎"，给予膀胱水扩张术等治疗，未见好转，故来就诊。刻下症见：尿频、尿急、尿痛，下腹部冷痛，得温稍减，排尿前后下腹部均有明显疼痛。尿液分析：隐血（+）。舌质紫暗，脉涩。

中医辨证：淋证（肾虚瘀阻）。

膜病辨证：膜疮（阳虚证）。

治则治法：温补肾阳，化瘀通络。

处方用药：莪 术10g 川 芎10g 刘寄奴10g 附 片10g^{（先煎）}

巴戟天20g 狗 脊20g 续 断20g 地肤子20g

白鲜皮20g

15剂，水煎服，日1剂。

二诊：下腹冷感减轻，排尿前后尤甚，面浮肢肿，舌色紫暗，脉涩。去巴戟天、狗脊、续断，加车前草20g、益母草20g、薏苡仁20g。

处方用药：莪 术10g 川 芎10g 刘寄奴10g 薏苡仁20g

地肤子20g 白鲜皮20g 车前草20g 益母草20g

附 片10g^{（先煎）}

15剂，水煎服，日1剂。

三诊：患者下腹部不冷，腰痛缓解，排尿后有轻度不适感，下腹隐痛，忧思恼怒时加重。

处方用药：莪 术10g 川 芎10g 刘寄奴10g 地肤子20g

白鲜皮20g 益母草20g 柴 胡20g 白 芍15g

枳 实15g

15剂，水煎服，日1剂。

继续调补至11月，患者尿频、尿急、尿痛缓解。

按语：患者尿路感染反复发作数年，并长期应用抗生素治疗，久病体虚，阳气亏虚，膀胱气化失司，故见尿频、尿急。膀胱虚寒，血得寒则凝，患病日久，久病入络，脉络阻滞，瘀血内阻，故下腹冷痛，舌多紫暗，脉涩。对于辨证为肾阳虚衰、瘀血阻络的间质性膀胱炎患者，刘老认为可借鉴外疡治法从"膜"论治，归属于"膜疮"阳虚证的范畴，以温补肾阳、化瘀通络为治则。故取附片、巴戟天、狗脊、续断温阳散寒；莪术、川芎、刘寄奴活血祛瘀；地肤子、白鲜皮以祛湿；全方共奏温阳祛湿，活血化瘀之功效。其中莪术、川芎、刘寄奴是刘老常用的活血祛瘀药对，常用于治疗各种脏腑间质性、纤维化改变，体现刘老从瘀论治疑难怪病的思想。患者尿潜血阳性仍用活血化瘀药物，诚如《先醒斋医学广笔记》言"血不行经络者，气逆上壅也，行血则血循经络，不止自止"。故祛瘀通脉，肾阳得以温煦，膀胱气化开合如常，气血通畅，则诸症自除。且二诊时患者出现水肿，仍配合活血化瘀药对，乃如《金匮要略》所说"血不利则为水"。本案阳虚与血瘀并见，兼有湿滞膀胱，气滞络阻，过于滋养恐有敛邪之弊，过用清利恐更伤正气，故用药当温阳而不敛邪，活血而不破血伤正。

[案3]

患者彭某，男，32岁，2019年4月7日初诊。主诉：会阴坠胀伴淡红色分泌物溢出1月。患者1个月前因会阴部坠胀不适，晨起偶见尿道口有淡红色分泌物溢出，前往医院就诊，经支原体、衣原体培养检测出支原体阳性，诊断为"非淋菌性尿道炎"，给予阿奇霉素胶囊口服治疗12d，自觉症状稍有减轻。2周后复查支原体转为阴性，但患者仍有尿不尽、会阴部坠胀不适等症状，为求进一步治疗前来我院就诊。刻下症见：会阴部坠胀不适伴淡红色分泌物溢出，尿频、小便淋沥不尽，情志忧郁，心烦失眠，纳差，腹胀，舌暗，苔黄，脉弦数。

中医辨证：淋证（肝郁脾虚）。

膜病辨证：膜烂出血（肝热证）。

治则治法：疏肝清热，健脾安神。

处方用药：佛　手10g　　柴　胡10g　　陈　皮10g　　泽　泻10g
　　　　　　白　术10g　　夜交藤20g　　益智仁20g　　地肤子20g
　　　　　　白鲜皮20g

10剂，水煎服，日1剂。

二诊：会阴部坠胀感减轻，纳食增加，夜寐较前安宁。

处方用药：佛　手10g　　郁　金10g　　陈　皮10g　　车前草20g
　　　　　　白　术10g　　夜交藤20g　　益智仁20g　　地肤子20g
　　　　　　白鲜皮20g

10剂，水煎服，日1剂。

三诊：会阴部坠胀感消失，尿频、尿不尽感觉基本消除。随访3个月未复发。

按语：患者平素情志暴躁，易发怒，肝火旺，加之饮食喜辛辣肥甘和饮酒，湿热滋生，肝之疏泄失常，日久化火成毒，使膀胱气化失司，水道不利，尿道阻塞不畅而出现上述症候。从"膜"论治可属于"膜烂出血"的范畴，肝郁内热证，应以疏肝清热、养阴解毒为治则。患者肾系疾病，从肝而辨证，以"肝肾同源"为理论基础。佛手乃疏肝解郁之品，联合柴胡体现了刘老巧用风药之意，诚如前文所说，风类药具有升散之性，以其辛散之性，行气开郁，调畅气机，通达腠理而发散郁火，柴胡为此作用。二诊中改入郁金，疏肝解郁之效力增。见肝之病当先实脾，故以白术健脾运湿，令脾运正常，体现刘老"治未病"之思想。泽泻淡渗利水、通利小便；益智仁温阳缩尿；地肤子、白鲜皮以清热祛湿，因势利导，引邪外出。病后患者多忧虑、恐惧，故加夜交藤以安神定志。诸药合用，通调水道，令膀胱气化复常，气行则水行，水湿毒邪得以顺利排出，故诸症悉除。

[案4]

患者林某，女，30岁，2019年10月30日初诊。主诉：左侧腰部酸胀4天，加重伴发热2天。患者4天前劳累后出现左侧腰部酸胀，尿色深黄，未予治疗，2天前患者出现发热，最高体温40℃，左侧腰部酸胀明显，自服退热药治疗症状缓解不明显，遂来诊。查尿常规示：白细胞500/μl，隐血（++），尿蛋白（+），亚硝酸盐（+），细菌计数50 495.9/μl，血常规示：白细胞21.08×10⁹/L，中性粒细胞百分比86.7%。刻下症见：寒热往来，头痛，左侧腰部酸胀，尿频，尿急，尿痛，排尿不畅，时可见肉眼血尿，纳少，偶有恶心，寐差，大便调，舌质红，舌根苔腻，左寸脉浮紧，右尺沉滑有力。

中医辨证：尿血（湿热脾虚夹外风）。

膜病辨证：膜热（湿热证）。

治则治法：辛散祛风，清热利湿。

处方用药：荆　芥10g　　防　风10g　　柴　胡15g　　萆　薢20g
　　　　　　六月雪20g　　小　蓟15g　　茯　苓20g　　地肤子20g
　　　　　　白鲜皮20g

　　　　　　　　　　7剂，水煎服，日1剂。

二诊：体温恢复正常，尿频、尿急、尿痛及尿血减轻，仍感饮食差，寐差。故上方中去荆芥、防风、柴胡，加合欢皮20g、夜交藤20g安神助眠，砂仁6g化湿开胃。

处方用药：萆　薢20g　　合欢皮20g　　夜交藤20g　　砂　仁6g
　　　　　　六月雪20g　　小　蓟15g　　茯　苓20g　　地肤子20g
　　　　　　白鲜皮20g

　　　　　　　　　　10剂，水煎服，日1剂。

三诊：患者睡眠及饮食较前明显改善，尿频、尿急、尿痛已无。继续随访半年未复发。

按：此病例为青年女性患者，劳累后发病。高热、寒热往来、肉眼血尿为典型的下焦湿热，热入血室临床表现，左寸脉浮紧，为风邪未解的脉象，这个脉象也提示患者热入血室的热不仅仅来自下焦湿热，还有外风未解。刘老认为，从"膜"论治，可属于"膜热"之湿热证的范畴。患者外风未解，故刘老运用荆芥、防风、柴胡，一来疏散未解风邪，二来风能胜湿；风药味辛能行散，疏调气机，内利三焦，外通腠理，使湿邪外出有路。痰湿致病，当因势利导、分而消之，选用萆薢、六月雪以淡渗利湿，给湿邪以出路，同时给热邪以出路。地肤子、白鲜皮清热祛湿，乃肤药治膜病。诸药合用，祛风清热，健脾除湿，内外同治，故诸症悉除，充分体现了刘老巧用风药、因势利导疗顽疾的观念。

[**案5**]

患者王某，女，61岁，2019年7月10日初诊。主诉：尿频、尿急、尿痛反复发作10年。患者既往多次盆腔手术史，每在尿路刺激症状加重时行抗炎治疗，尿检正常时仍有明显排尿不适及尿频。膀胱镜检查示膀胱容积减少，局部瘢痕形成，可见小片瘀斑，诊断为"间质性膀胱炎"，未行膀胱水扩张、膀胱药物灌注等治疗。现为进一步中医治疗就诊。刻下症见：膀胱充盈时有明显耻骨上区疼痛，排尿后仍持续数分钟才缓解，时有尿道及会阴部疼痛，时有尿液呈洗肉水样，神疲乏力，食后腹胀，情绪急躁，易激动，舌暗红，苔白腻，脉沉弦。

中医辨证：尿血（肝郁气虚）。

膜病辨证：膜烂出血（瘀毒证）。

治则治法：疏肝解郁，补气化瘀。

处方用药：佛　手10g　　郁　金10g　　黄　芪30g　　陈　皮10g
　　　　　莪　术10g　　川　芎10g　　刘寄奴10g　　地肤子20g
　　　　　白鲜皮20g

14剂，水煎服，日1剂。

二诊：患者尿频、尿急稍缓，仍有排尿前后疼痛，尿液呈洗肉水样，以上方去莪术、刘寄奴，加五灵脂10g（包煎）、蒲黄10g（包煎），增散结止痛之力。

处方用药：佛　手10g　　郁　金10g　　黄　芪30g　　陈　皮10g

　　　　　川　芎10g　　地肤子20g　　五灵脂10g^(包煎)　白鲜皮20g

　　　　　蒲　黄10g^(包煎)

14剂，水煎服，日1剂。

三诊：患者尿频、尿急减轻，排尿后下腹部疼痛，情绪好转，睡眠欠佳，自觉乏力，舌暗红，苔薄白，脉沉。正气未复，继以上方去川芎、陈皮，加合欢皮20g、夜交藤20g养血解郁安神。

调治2月，患者尿频缓解，膀胱充盈时及排尿后耻骨上稍感疼痛，程度较前明显减轻，情绪好转，病情得到缓解。因患者病史较长，既往有多次盆腔手术史，气虚血瘀日久，疾病难以根除。嘱患者适度锻炼，保持心态平和，避免忧思愤怒。

按语：患者久病耗气，肾虚膀胱气化失司，故见尿频，尿痛，神疲乏力；气机升降不畅，肝气郁滞，故见食后腹胀，急躁易怒；病邪入络，血脉瘀阻，血行脉外，故见膀胱充盈时有明显耻骨上区疼痛，尿液呈洗肉水样，舌质暗红；久则水停瘀阻，酿生湿热，本虚标实，治当兼顾，故在补虚的基础上应注意行气活血、通瘀利水，从膜病出发可属于膜烂出血（瘀毒证）的范畴。患者病程10余年，膀胱既往有手术史，局部形成瘢痕，导致气血运行不畅形成血瘀，阻滞于脏腑经络，不通则痛，且久病入络致瘀，故刘老从瘀论治膜病，认为本病主要以补气活血、行气活血为主。方中莪术、川芎、刘寄奴活血祛瘀，配黄芪补气，佛手、郁金疏肝行气。活血化瘀药的使用再一次体现了刘老从瘀论治脏腑间质性改变，从瘀论治疑难怪病的思路。诸药共奏疏肝解郁、补气化瘀之功效。

[**案6**]

患者何某，男，39岁，2019年2月28日诊。主诉：尿频、尿道口瘙痒不适3月余。患者于2018年11月因"尿频、尿道口瘙痒不适3天"至当地卫生所就诊，诊断为"尿路感染"，给予药物口服及外洗治疗2天无效。后至县人民医院检验确诊为支原体感染，口服阿奇霉素治疗2周后症状大部分改善，复查支原体转为阴性，但患者仍觉有尿道不适，伴尿频、尿不尽，后继续口服阿奇霉素及求治多家西医院，症状未能改善，故就诊。刻下症见：精神一般，时有尿频、尿不尽、尿道不适，会阴部隐隐坠胀，伴腰膝酸软，乏力，手足欠温，纳呆便溏，性功能减退，舌淡苔薄白，脉弦细。

中医辨证：淋证(肝郁肾虚)。

膜病辨证：膜疮(阳虚证)。

治则治法：疏肝解郁,温阳补肾。

处方用药：佛　手10g　　郁　金10g　　茯　苓20g　　巴戟天20g

狗　脊20g　　续　断20g　　白　术15g　　地肤子20g

羌　活9g

7剂,水煎服,日1剂。

二诊：纳食增加,会阴部坠胀及尿道不适有所改善,仍有尿频、尿不尽。初诊处方去茯苓、白术加益智仁20g、桑螵蛸20g。

处方用药：佛　手10g　　郁　金10g　　巴戟天20g　　狗　脊20g

续　断20g　　地肤子20g　　益智仁20g　　桑螵蛸20g

羌　活9g

14剂,水煎服,日1剂。

三诊：患者面色红润,性欲增加,尿频、尿不尽基本消失,其余症状均有明显改善。随访半年未见复发。

按语：感染支原体尿道炎后综合征,是指经过相应敏感抗菌药物治疗后,尿道分泌物培养检测不到支原体,但部分患者仍述有尿道不适及排尿异常等症状持续存在,故将其拟诊为感染支原体尿道炎后综合征。中医认为,患者多由于病后精神紧张、担心病情而肝气郁结,过度用药导致脾胃受损,肾阳虚衰;或劳倦太过,正气耗伤,下元亏虚,外邪乘虚侵犯,引起膀胱气化失常,水道不畅,从而形成了感染支原体尿道炎后综合征的病理基础。刘老认为可借鉴外疡治法,从"膜"论治,属于"膜疮"的范畴。本病属于阳虚证,以肾阳虚为主,巴戟天、狗脊、续断益肾填精,温补肾阳。诊疗过程中患者无外感之症而加入羌活,乃刘老巧用风药,认为风药有助力补益的功效,在补益药物中配伍少量的风药,起到画龙点睛,增强疗效的作用。肾为先天之本,寓元阴元阳,在补肾的药物中少佐风药,以其升阳之性鼓舞气化,促进阳生阴长,以达阴阳平衡。

[案7]

患者邓某,女,43岁,2019年9月8日初诊。主诉：尿频、尿急、尿痛7天。患者既往有"慢性肾炎"病史,于9月1日开始出现尿频、尿急、尿痛,伴发热、恶寒,腹痛及双下肢乏力。曾到当地社区医院就诊,予抗感染治疗后症状未见明显好转。9 月 3 日来我院就诊,门诊医师继续予抗感染治疗,中药予清热利湿为法,方选八正散加减,治疗后患者发热已退,但仍有尿频、尿急、尿痛等不适,故 9 月 8 日来诊。刻下症见:尿频、尿急、尿痛,下腹隐痛,双下肢乏力,纳可,梦多,大便次数多,1 天 5～6 次,质软,舌淡,苔白,脉细。辅助检查:9 月 3 日查尿常规示潜血(+++),白细胞(++),镜检白细胞 506.26 个 /μl,红细胞 38.99 个 /μl。

中医辨证:淋证(脾肾气虚)。

膜病辨证:膜烂出血(脾虚证)。

治则治法:温阳化气,健脾除湿。

处方用药:茯　苓 20g　　白　术 10g　　泽　泻 10g　　桂　枝 10g
　　　　　黄　芪 30g　　酸枣仁 20g　　乌　药 15g　　地肤子 20g
　　　　　白鲜皮 20g

14 剂,水煎服,日 1 剂。

二诊:患者尿频、尿急及下腹隐痛减轻,乏力改善,睡眠仍欠佳,于前方中去黄芪,加远志 20g。

处方用药:茯　苓 20g　　白　术 10g　　泽　泻 10g　　桂　枝 10g
　　　　　远　志 20g　　酸枣仁 20g　　乌　药 15g　　地肤子 20g
　　　　　白鲜皮 20g

14 剂,水煎服,日 1 剂。

三诊:患者上述症状基本消失,继予前方 10 剂。随访 3 月未见复发。

按:初诊时,门诊医师将其按淋证常见证型投以清热利湿的八正散,起效甚微。此案患者既往有慢性肾炎病史,刘老认为患者属久病正气虚而复感外邪,从“膜”论治可属于“膜烂出血”的范畴,应辨证为脾虚证。选用茯苓、泽泻利水渗湿、通利小便,桂枝、白术温阳化气、健脾利湿,地肤子、白鲜皮清热除湿。地肤子、白鲜皮是刘老常用的清热利湿、祛风解毒药对,为治肤之药,但刘老将其运用到膜病的治疗中,乃“肺主皮毛”的思想外延。两药均入膀胱经,一来清热利尿祛湿给湿邪以出路,二来风能燥湿,两药相伍,效果力增。其方温补并用、淡渗利湿,与“气不化水、水饮内停”病机相符,应用于临床药到病除。

[案 8]

患者张某,女,24 岁,2019 年 5 月 22 日出诊。主诉:左侧腰痛伴发热

1天。患者于5月21日无明显诱因出现左侧腰痛,伴尿灼热感,无明显尿频、尿急、尿痛,无肉眼血尿及泡沫尿,随后出现发热、头晕、乏力,体温最高为38.2℃,遂至我院急诊科就诊,急诊医师予头孢西丁钠静脉滴注以抗感染治疗,患者症状无明显缓解,后来诊。刻下症见:神清,精神疲倦,左侧腰痛,恶寒发热,头痛头晕,不渴,乏力,小便有灼热感,无尿频、尿急、尿痛,睡眠、食欲差,大便正常,舌红、苔黄,脉弦数。血常规示:白细胞11.5×10^9/L,中性粒细胞百分比82.5%,血红蛋白97g/L,C反应蛋白29.993mg/L;尿常规示:酮体(+),尿蛋白(±),潜血(±),白细胞(+++),镜检红细胞3~5个/HP,镜检白细胞满视野;泌尿系B超示:左肾轻度积液,左输尿管上段稍扩张,余未见异常。

中医辨证:淋证(湿热肝郁)。

膜病辨证:膜热(湿热证)。

治则治法:清热利湿,疏肝解郁。

处方用药:佛　手10g　　郁　金10g　　冬凌草20g　　淡竹叶10g
　　　　　砂　仁6g　　猫爪草20g　　薏苡仁30g　　地肤子20g
　　　　　白鲜皮20g

10剂,水煎服,日1剂。

二诊:患者恶寒发热、头痛头晕、小便灼热感已无,仍感乏力,纳眠差。故上方去冬凌草、猫爪草、佛手、郁金,加黄芪30g、川芎10g、酸枣仁20g、肉豆蔻20g以补气活血、化湿安神。

处方用药:淡竹叶10g　　砂　仁6g　　薏苡仁30g　　地肤子20g
　　　　　白鲜皮20g　　黄　芪30g　　川　芎10g　　酸枣仁20g
　　　　　肉豆蔻20g

10剂,水煎服,日1剂。

三诊:患者诉乏力减轻,饮食、睡眠较前明显改善,故继予前方14剂。后随访半年病情平稳,未见复发。

按语:本案患者临床表现结合辅助检查,考虑泌尿系感染可能性大,表现为实热证,如将尿管外翻视为外在之肤,借鉴外疡治法从"膜"论治可属于"膜热"的范畴,辨证为湿热证。本病病位在泌尿系,在清热利湿、疏肝解郁的基础上加以清利心火体现了刘老对于膜病整体观念的把握。地肤子、白鲜皮以清热祛湿;薏苡仁、砂仁健脾化湿;淡竹叶一方面清利心火,另一方面利尿给湿热之邪以出路；全方共奏疏肝利胆、清热解毒、清心利尿通淋之功。

[案9]

患者张某，女，56岁，2019年5月20日初诊。主诉：双下肢水肿半年。4年前患者间断出现尿潜血及尿蛋白，并伴有血压升高，测血压150/100mmHg。2015年10月于北京某医院行肾穿刺活检示：轻度系膜增生性IgA肾病，伴新月体形成，良性高血压肾硬化症。曾口服"环孢素A"及"福辛普利"，症状有所改善，但因"环孢素A"不良反应明显而停用。半年前出现双下肢水肿，尿中泡沫增多，尿呈浓茶色。查尿常规示：尿蛋白（++），尿潜血（++++），24h尿蛋白定量620mg；肾功能示：尿素氮5.90mmol/L，肌酐92.4μmol/L，尿酸380.9μmol/L。刻下症见：周身乏力，口干，两颧潮红，时有烦躁，腰酸胀，双下肢中度水肿，尿频，小便短少，无尿痛，尿色呈浓茶色，尿中泡沫较多，夜尿3次，眠差，舌红质偏干，苔少，脉细弦。

中医辨证：虚劳（阴虚水热互结）。

膜病辨证：膜疮（阴虚证）。

治则治法：养阴清热，利水渗湿。

处方用药：生地黄20g　　黄　精20g　　桑　椹20g　　泽　泻20g
　　　　　　茯　苓20g　　夜交藤20g　　益智仁20g　　地肤子20g
　　　　　　白鲜皮20g

14剂，水煎服，日1剂。

二诊：患者症状明显改善，继予上方调理一月后双下肢水肿较前消退，无明显排尿不适。随访至今，复查尿潜血稳定在（++）左右，24h尿蛋白定量一直小于500mg，舌红，苔少，较前润泽，脉细弦。

处方用药：生地黄20g　　黄　精20g　　桑　椹20g　　泽　泻20g
　　　　　　茯　苓20g　　猪　苓20g　　夜交藤20g　　地肤子20g
　　　　　　当　归10g

14剂，水煎服，日1剂。

三诊：患者双下肢水肿消退，继予原方服用。嘱患者定期监测肾功能、尿常规。

按：慢性肾炎属中医学"水肿""虚劳"范畴，多因水气为患，膀胱气化不利，泛溢肌肤发为水肿。又因此类患者临床常运用激素、免疫抑制剂等西药，日久则耗伤阴液致肾阴亏虚，湿热内停而成下焦水热互结之证。关门失约，精微外漏，随尿而排，则可见蛋白尿；同时湿热下聚深入血分，热伤血络又可产生血尿等；蛋白外漏，血自尿渗，更加重阴虚，甚则虚火剧，从而形成恶性循环。刘老认为可借鉴外疡治法，从"膜"论治可属于"膜疮"的范畴，为阴虚证，其本为肝肾阴虚，其标为湿热，临证宜采用滋阴清热利水法。故本案方选生地黄凉血止血；黄精、桑椹滋补肝肾；茯苓、泽泻健脾渗湿利水；益智仁温阳缩尿；地肤子、白鲜皮以清热祛湿；夜交藤以安神定志。二诊时患者还有双下肢水肿，改猪苓以增强利尿效果；双下肢水肿可视为离经之水，利之犹如张元素所说"去旧水，养新水"，又"血不利则为水"，故刘老对于一些经化痰、利水效果欠佳的患者，还注意调血、治水与化痰同治，改善其难以分消，缠绵难愈的状态，故予当归以活血化水，同时当归养血，血为阴，既益已伤之阴，又防诸药渗利伤及阴血。全方具有清热利水而不伤阴，滋阴而不敛邪之效。

[**案10**]

患者刘某，女，79岁，2019年3月初诊。主诉：反复尿频、尿急、尿痛50余年。患者自诉50年来尿频、尿急、尿痛反复发作，伴有腰痛、低热，在外院诊断为"慢性肾盂肾炎"；患者为过敏体质，对多种抗生素过敏，曾口服中药治疗，效果不明显，仍常出现小便淋沥不尽，尿道口灼痛，小腹拘急，腰酸，腰痛，每年发作2~3次。此次入院前于门诊查血常规示：白细胞6.0×10^9/L，中性粒细胞百分比81.1%，淋巴细胞百分比18.9%；尿常规示：白细胞71.3个/HPF，蛋白（+），细菌5 293.8个/μl；连续3次中段尿培养示：大肠埃希菌，菌落计数>10^5/L；药敏结果示除亚胺培南西司他丁钠外均耐药。刻下症见：尿频、尿急、尿痛，尿淋沥不尽，色偏深，伴腰酸痛，头晕乏力，口干，时有手足心发热，双下肢轻度水肿，大便干结，3日一行，眠差，舌暗红，苔薄黄腻，脉沉弦。

中医辨证：淋证（肝肾阴虚，湿热蕴结）。

膜病辨证：膜疮（阴虚证）。

治则治法：滋养肝肾，清热利湿。

处方用药：生地黄20g　　山茱萸20g　　火麻仁10g　　泽　泻20g
　　　　　茯　苓20g　　夜交藤20g　　菟丝子20g　　地肤子20g
　　　　　附　子6g^{（先煎）}

7 剂，水煎服，日 1 剂。

二诊：患者尿频、尿急好转，尿痛减轻，尿色转清，睡眠改善，舌暗红，苔薄腻，脉沉弦。查尿常规示：白细胞 32.9 个 /HPF，细菌 1 003.4 个 /μl。患者除大便干结外，诸症减轻。

处方用药：

生地黄 20g	山茱萸 20g	大 黄 6g	泽 泻 20g
茯 苓 20g	夜交藤 20g	菟丝子 20g	地肤子 20g
白鲜皮 20g			

7 剂，水煎服，日 1 剂。

三诊：继服 7 剂后，患者诸症好转。复查尿常规示：白细胞 6.9 个 /HPF，细菌 102.1 个 /μl。其后，患者复诊偶见尿路刺激征。

按：本案属中医"淋证"范畴，多因湿热之邪蓄结下焦膀胱，气化不利，故见尿频、尿急、尿痛等小便不利之症。《诸病源候论》曰："诸淋者，由肾虚膀胱热故也。"刘老从"膜"论治，其属于"膜疮"的范畴，虽辨为阴虚证，但其标为湿热，临证宜采用滋阴清热利水法。本案用生地黄凉血滋阴；山茱萸、菟丝子滋补肝肾；患者湿热为标，刘老仍加入附子，乃因其"阴中求阳善补阴"，刘老注重阴阳的互相滋生关系，在滋阴同时会加入少量温阳补阳之品，以使得阴从阳化；茯苓、泽泻健脾渗湿利水；地肤子、白鲜皮以清热祛湿；夜交藤以安神定志。二诊时去麻仁，加大黄以助通便，一方面泻下以去湿热之邪，另一方面防止大便堆积，实热伤阴，泻下以存阴。引邪外出，邪气得清，脏腑安和。刘老拟方以利水通淋与清热养阴药物并进，切合病机。

四、妇科疾病

（一）概述

1. 从膜论治妇科疾病的立论基础 刘尚义教授根据多年行医经验总结出"膜病"治疗新观点，认为在内之膜，如在外之肤，故引出"肤膜同位、肤药治膜"的诊疗理念。将胞宫、产道等黏膜暴露在视野下，犹如在外之膜，并总结出膜痒、膜疮、膜热、膜烂出血等临床病症的诊治要点。张锡纯曰"人身之膜原，无处不相联络，女子之胞室亦膜也。其质原两膜相合，中为夹室，男女皆有，男以化精，女以通经"，把"膜"的范围扩大到胞室，此乃妇科膜病的理论基础。妇科膜病是妇女常见病、多发病，其范围很广，生殖系统黏膜覆盖部位（阴阜、大阴唇、小阴唇、阴道、子宫和输卵管）等黏膜相关疾病，如子宫肌瘤、卵巢囊肿、外阴炎症、阴道炎、宫颈糜烂、子宫内膜炎、外阴生疮、外阴生疣等，皆可根据膜病中的膜痒、膜疮、膜热、膜烂出血进行辨证论治。

2. 妇科膜病的病因认识 中医认为妇科疾患分经、带、胎、产、乳。病因主要涉及外感病邪、情志因素、饮食因素、体质因素等。如外感寒邪，血为寒凝，血行不畅，胞脉阻滞，脏腑功能失常；或热邪损伤冲任经脉，迫血妄行；或感受湿邪，阻滞气机；情志因素如怒、思、恐等扰乱气机，损伤冲任经络；体质因素，如《素问病机气宜保命集》"妇女童幼天癸未行之间，皆属少阴，天癸既行，皆从厥阴论之，天癸已绝，乃属太阴经也"；以上病因皆可使脏腑功能失常，气血损伤，最终可致脏器、冲任脉道损伤而发病。总的概括为：①肝郁气滞，情志不畅，长期忧郁，气滞血不流畅，滞于胞中损伤胞膜；②内伤饮食，饮食不节，损伤脾胃，脾虚生湿、生痰而损伤胞膜；③房事所伤，房事不节损伤冲任之脉，日久而损伤胞膜；④外感寒邪，经行或产后受寒，寒邪客于冲任，寒滞瘀阻停于胞中损伤胞膜；⑤痰瘀互结，脾胃损伤，脾虚湿盛，湿聚成痰，痰滞胞络与血互结而损伤胞膜；⑥正气虚损，邪之所凑，其气必虚，正不胜邪，邪毒泛滥而致；⑦邪毒内结，湿热邪毒壅盛，日久积结冲任、胞宫而为妇科膜病。

3. 妇科膜病的病机分析 "正气存内，邪不可干，邪之所凑，其气必虚"，外感病邪、情志因素、饮食因素、体质因素等诸多病因最终致脏腑功能失常、冲任脉道损伤、气血损伤，使得女性胞宫、冲任黏膜损伤。如肾气虚、肾阴虚、肾阳虚；肝气郁结、肝阳上亢、肝火上炎；脾气亏虚；血虚、血热、血寒、血瘀；气虚、气郁、气逆等，均可导致脏腑功能失常，气血运行失调，最终致胞脉黏膜损伤，出现膜痒、膜疮、膜热、膜烂出血等症状，从而发为妇科膜病。

4. 妇科膜病的辨证要点

（1）辨虚实：辨病性虚实包括辨病性属真虚假实、虚实夹杂、真实假虚、实证、虚证等。

（2）辨脏腑、气血：脏腑、气血与妇科疾病有密切关系，脏腑中以肝、脾、肾脏与妇科疾病关系最为密切。脏腑辨证、气血辨证是妇科疾病诊断中的常用方法。辨别脏腑虚实，包括肝、脾、肾等脏腑气血阴阳等方面虚实；辨气血，包括辨气滞、气逆、气陷、气脱，血瘀、血虚、血寒、血热等。

（3）辨病位：辨妇科疾病所在病位，包括子宫、卵巢、宫颈、阴道、外阴等。

5. 从膜论治妇科疾病的治法方药　针对妇科肿瘤疾病病因病机，将其治则治法概述如下：

（1）行气活血：鳖甲煎丸及桂枝茯苓丸等。

（2）化痰散结，活血消癥：四君子汤（《和剂局方》）合海藻玉壶汤（《医宗金鉴》）。

（3）清热利湿，化瘀消癥：祛湿解毒方（白花蛇舌草、重楼、蒲公英、三棱、莪术、龙葵、山慈菇、山药、茯苓、党参等）。

（4）清热解毒，散结消癥：在活血软坚的基础上，常加用五味消毒饮、二妙丸等清热解毒利湿之品，药用大黄、牡丹皮、红藤、败酱草、三棱、莪术、皂角刺、石见穿等。

（5）益气扶正，活血消癥：《黄帝内经》在治疗妇科癥瘕上首创补肾活血的先河，记载了妇科史上第一首方剂——四乌鲗骨一藘茹丸，方中乌贼骨为君，功能补肾固涩，藘茹又名茜草，主散恶血，又能生血通经。配雀卵补精血，鲍鱼汁益阴气、通血脉。全方具有补养精、气、血，强壮脑、肝、肾，活血通经的作用。另外，还有人参健脾丸、柏子养心丸、天王补心丹、一贯煎、知柏地黄丸、六味地黄丸等。

（二）医案选录

［案1］

患者陈某，女，54岁，2016年3月29日初诊。主诉：阴道异常流液、流血伴异味1月。1个月前患者因阴道流水，色黄，味臭，偶有带中血丝就医，经妇科检查及查体诊断为"阴道炎"。经治疗未见明显好转，后患者转诊我院。刻下症见：带下色黄，味臭，伴外阴瘙痒难忍，面色红，眠欠佳，小便黄，量少，大便秘结难解，口干口渴，情绪烦躁，舌红，苔黄，脉滑数。

中医辨证：带下病（湿热内蕴）。

膜病辨证：膜痒（湿热证）。

治则治法：清热利湿，祛风止痒。

处方用药：金银花 20g　　当　归 10g　　玄　参 20g　　地肤子 20g

　　　　　　白鲜皮 20g　　蒺　藜 20g　　百　合 20g　　紫　菀 20g

　　　　　　决明子 20g

15 剂，水煎服，日 1 剂。

二诊：患者诸症较前缓解，带下色黄，量多，但气味较前变淡，舌红，苔黄，脉滑数。

处方用药：金银花 20g　　当　归 10g　　玄　参 20g　　地肤子 20g

　　　　　　白鲜皮 20g　　蒺　藜 20g　　百　合 20g　　山　药 20g

　　　　　　苦　参 20g

10 剂，水煎服，日 1 剂。

三诊：10 日后患者复诊，未诉特殊不适。

按语：本病根据患者外阴瘙痒等症状，可归属于刘老膜病理论中的"膜痒"范畴，证属湿热。用金银花、当归、玄参清热解毒，此乃四妙勇安汤方，本方擅治疗热毒所致的疾病。地肤子、白鲜皮为解毒祛风止痒药对。地肤子苦寒降泄，善清利下焦湿热，又善祛风止痒，治疗湿疹、风疹、皮肤瘙痒、阴痒等证。白鲜皮苦寒，善于清热燥湿，为治皮肤湿疹、湿疮常用药。《本草原始》曰地肤子去皮肤中积热，除皮肤外湿痒；《药性论》云白鲜皮治一切热毒风，恶风，风疮、疥癣赤烂，眉发脱脆，皮肌急，壮热恶寒等。故二药联用，相互促进，相须为用，清热燥湿，祛风止痒。加之"风盛则痒"，故配伍蒺藜以增祛风止痒之效，用风药治疗外阴膜病。二诊，患者以带下症为主，去紫菀、决明子，加山药以补肾健脾，收涩止带。予苦参以清热燥湿，用之能辅助地肤子、白鲜皮、蒺藜止痒，体现了刘老灵活运用治湿八法，引邪外出之意。

[案 2]

患者李某，女，61 岁，2017 年 8 月 22 日初诊。主诉：外阴破溃伴渗血、渗液 1 月。1 个月前出现外阴部黏膜破溃，渗血、渗液，自行外涂药物（具体不详）后症状未见缓解，故就诊。刻下症见：外阴部黏膜破溃，渗血、渗液，伴食欲不振，精神萎靡，肢软乏力，大便干结，手足心热，咽干口渴，舌红少津，脉细数。

中医辨证：阴疮（阴虚内热）。

膜病辨证：膜疮（阴虚证）。

治则治法：清热养阴消痈。

处方用药：生地黄 20g　　玄 参 10g　　金银花 30g　　当 归 10g

　　　　　　麦 冬 20g　　蛇舌草 20g　　北沙参 20g　　山茱萸 20g

　　　　　　黄 精 20g

10 剂，水煎服，日 1 剂。

二诊：10 日后复诊，药后外阴破溃流血较前减少，二便尚调，偶有烦热，食欲不振，继以养阴清热解毒为法。

处方用药：生地黄 20g　　玄 参 10g　　金银花 30g　　蛇舌草 20g

　　　　　　黄 精 20g　　桑 椹 20g　　半枝莲 20g　　当 归 20g

　　　　　　花蕊石 20g

10 剂，水煎服，日 1 剂。

三诊：15 日后复诊，药后渗血、渗液消失。继用 15 剂，药后诸症明显缓解。

按语：本病例按膜病理论，可将其归属于"膜疮"范畴，素体阴虚，肝肾阴虚，虚热内扰，正不胜邪，而致外阴皮肤破溃，咽干口渴，舌红、脉细数皆为阴虚内热之象。故采用扶正与攻邪并用的治法，益气养阴以扶正，清热解毒以攻邪。方中生地、白花蛇舌草、半枝莲、金银花、玄参清热解毒，白花蛇舌草、半枝莲、金银花清实火，生地黄、玄参可清虚火，如《本经逢原》："生地黄治心热，手心热，益肾水，凉心血，其脉洪实者宜之。"《药品化义》："玄参……戴人谓肾本寒，虚则热。如纵欲耗精，真阴亏损，致虚火上炎，以此滋阴抑火。"配伍使用黄精、山茱萸、麦冬养阴益气，补益肝肾。养阴药的加入，一方面补已伤之阴，一方面护未伤之阴。当归能养血止血、润燥祛风止痒。诸药共奏扶正固本，攻补兼施之效。

[案 3]

患者沈某，女，58 岁，2019 年 4 月 3 日初诊。主诉：带下色黄伴异味 6 月余。6 个月前患者出现带下色黄，量多，味臭，未予重视及系统诊治，自行服用"左氧氟沙星"及外用"妇炎洁"洗剂，症状有所缓解，但时有发生，故为进一步诊治，就诊于我院妇科，经完善检查后诊断为慢性子宫内膜炎。刻下症见：面色萎黄，神疲乏力，小腹坠胀疼痛，带下色黄，量多，味臭，舌红，苔黄腻，脉滑。

中医辨证：带下病（湿毒瘀阻）。

膜病辨证：膜疮（湿毒证）。

治则治法：养阴豁痰通络，散瘀解毒消痈。

处方用药：薏苡仁 30g　　苍　术 15g　　茯　苓 15g　　桑　椹 20g

　　　　　黄　精 20g　　金银花 20g　　皂角刺 15g　　败酱草 20g

　　　　　当　归 20g

5 剂，水煎服，日 1 剂。

二诊：5 剂后精神大为好转，自述服药 1 剂小腹痛锐减，带下色黄，臭味较前减轻，舌红，苔黄腻，脉滑。

处方用药：薏苡仁 30g　　苍　术 15g　　茯　苓 15g　　桑　椹 20g

　　　　　黄　精 20g　　金银花 20g　　皂角刺 15g　　败酱草 20g

　　　　　白　果 20g

5 剂，水煎服，日 1 剂。

三诊：上药再连服 15 剂。半月后来复诊，基本痊愈。

按语：慢性子宫内膜炎主要因经行、产后或平素体质虚弱，邪毒乘虚内侵，湿热毒邪等蕴结胞宫，与气血搏结，致气血瘀滞而发病，湿气郁积日久成毒。若正气内虚，湿毒炽盛，或治疗失时或不当，以致正不胜邪，反陷入里，湿毒内陷营血，血郁气滞，毒湿发于黏膜腠理则为疮疡肿胀，称为"湿毒流注"，故可将本病归属于"膜疮"范畴进行辨证论治。以金银花等化毒之品而重佐补益之味，以防邪气内陷难消。败酱草味辛、苦，性微寒，有清热解毒、消痈排脓、祛瘀止痛之功效，《本草纲目》曰其"善排脓破血，故仲景治痈及古方妇人科皆用之"，故将其广泛应用于妇科盆腔炎性疾病，而带下量多者加薏苡仁以清热解毒、消痈排脓。此病乃阳虚、气滞痰凝、经络失养而致，方中薏苡仁健脾祛湿开壅，佐助败酱草解毒消痈。苍术、茯苓除湿，皂角刺具有消肿托毒、排脓、杀虫之功效，常用于解毒排脓消痈。黄精、桑椹滋养肺胃肝肾之阴，当归养血不留瘀，以托补之法促进邪毒外出。后加白果以收涩止带，兼除湿热。本病体现了刘老在膜病治疗中对于湿、瘀的认识，对于湿邪，健脾利湿、清热利湿以因势利导，对于瘀血则养血活血，清热活血。

[案4]

患者张某，女，23 岁，2020 年 9 月 16 日初诊。主诉：月经周期提前 3 月。3 个月前患者无明显诱因出现月经周期提前，每周期提前约 1 周月经来潮，月经量适中，色暗红，偶夹有血块，经前感乳房及腹部胀痛，就诊于外院行相关检查后考虑为盆腔炎性疾病，患者为求中医治疗遂就诊。刻下症见：月经约提前1周来潮，经量适中，色暗红，偶夹有血块，经前感乳房及腹部胀痛，烦躁易怒，口干，纳食可，眠欠佳，二便尚调，舌红，苔黄，脉弦数。

中医辨证：月经先期（肝郁化热）。

膜病辨证：膜烂出血（肝热证）。

治则治法：清肝泄热，调经解郁。

处方用药：佛　手10g　　郁　金10g　　柴　胡10g　　当　归20g
　　　　　金银花20g　　玄　参20g　　泽　兰20g　　酸枣仁20g
　　　　　王不留行20g

　　　　　　30剂，水煎服，日1剂，分3次服用。

二诊：1个月后复诊，患者此次月经周期提前约3天，经血未见血块，感乳房胀痛较前有所减轻，睡眠较前改善，但仍偶感腹部隐痛，伴大便难解，故继以疏肝解郁调经为法，佐以养阴生津之品，遣方如下。

处方用药：佛　手10g　　郁　金10g　　柴　胡10g　　当　归10g
　　　　　生　地20g　　玄　参20g　　泽　兰20g　　玉　竹20g
　　　　　王不留行20g

　　　　　　30剂，水煎服，日1剂，分3次服用。

三诊：1个月后复诊，患者诉此次月经周期约29天，经前无明显腹痛，情绪舒畅，故予前方去王不留行加石斛，继用15剂，药后诸症得除。

按语：本病患者月经周期提前由盆腔炎症引起，患者平素情志失调，肝气郁结，久郁化热，扰及冲任，迫血妄行，故见月经周期提前，故可属于膜烂出血之肝热证的范畴，治疗当以疏肝清热、调经解郁为法。方中佛手、郁金疏肝行气解郁，为刘老治疗肝气郁滞的常用药对，柴胡疏肝解郁，善于条达肝气。柴胡一药的使用体现了刘老对于膜病风药的使用，风药具有疏解、宣透、升发的作用，一方面利用其行气开郁，调畅气机，通达腠理而发散郁火，另一方面疏肝理气之药得风药善行之助，则郁结易散，故柴胡可协同佛手、郁金的作用。当归、金银花、玄参寓四妙勇安汤之意，能清热解毒，又能活血化瘀，使热邪得清，血行畅通，是刘老治疗膜病的常用药物组合。当归又能养血，与泽兰同用以养血活血调经。王不留行活血通经止痛，酸枣仁归于心、肝二经，具有宁心安神之效。诸药合用，使肝气得舒，郁热得清，血行得畅。二诊患者因病程较长，火热伤阴，故继以生地、玉竹清热生津，生地与玄参同用，又有增液汤之意，用以润燥通便。

[案5]

患者陈某，女，30岁，2020年7月6日初诊。主诉：外阴瘙痒2周。2周前患者出现外阴瘙痒，自行予洗剂（具体不详）涂洗外阴后瘙痒逐渐加重，遂就诊。刻下症见：外阴瘙痒，皮肤可见红色抓痕，未见明显破溃及渗血渗液，白带量多质黏、色黄，时感烦躁，纳食欠佳，小便黄，大便难解，舌红，苔黄，脉滑数。

中医辨证：阴痒（湿热内蕴）。

膜病辨证：膜痒（湿热证）。

治则治法：清热利湿，祛风止痒。

处方用药：石决明20g$^{（先煎）}$　佛　手10g　　郁　金10g　　黄　柏10g
地肤子20g　　白鲜皮20g　　苦　参10g　　苍　术10g
紫　菀20g

7剂，水煎服，日1剂，分3次服用。

二诊：7日后复诊，患者感外阴瘙痒较前减轻，白带量有所减少，现时感口干，仍纳食欠佳，故继以清利湿热为法，佐以健脾助运、养阴生津之品。

处方用药：石决明20g$^{（先煎）}$　佛　手10g　　黄　柏10g　　苦　参10g
苍　术10g　　白　术10g　　茯　苓10g　　生　地10g
麦　冬10g

10剂，水煎服，日1剂，分3次服用。

三诊：10日后复诊，患者诉外阴瘙痒已明显缓解，纳食转佳，二便调，继用15剂，药后诸症明显缓解。

按语：本病属中医"阴痒"范畴，病位在肤，根据刘尚义教授"膜病"理论，本病可按"膜痒"论治，湿热"膜痒"当治以清热祛湿止痒为法。患者平素情志不畅，肝气不舒，郁而化火，横逆犯脾；加之饮食不节，损伤脾胃，脾虚失运，痰湿内生，湿热互结，发为本病。故治疗在清利湿热的同时，当适当佐以疏肝、健脾之品。湿热下注，郁于外阴肌肤，故见皮肤瘙痒；损伤任带，故见带下量多色黄；湿热中阻，故见纳食欠佳；湿热蕴于胸中，故见烦躁；小便黄、大便难解、舌红、苔黄、脉滑数均为湿热内蕴之象。方中石决明平肝潜阳，具有抑肝扶脾之效；佛手、郁金疏肝理气；黄柏清热燥湿，尤擅清利下焦湿热；

苦参清利湿热，还可杀虫止痒；地肤子、白鲜皮清热利湿、祛风止痒，为刘老治疗皮肤瘙痒、糜烂、渗液的常用药对；苍术燥湿健脾，紫菀通便，使邪有出路，体现了肺与大肠相表里以及肺主皮毛在膜病治疗中的运用。二诊中患者湿热伤及脾胃，耗损阴液，故治疗在清利湿热基础上，加强健脾助运、养阴生津之力。方中再加入白术健脾燥湿助运，茯苓健脾渗湿，生地、麦冬清热生津，全方共奏清热利湿、疏肝健脾、养阴生津之效，使祛邪不伤正，颇有获效。

[案6]

患者秦某，女，41岁，2020年5月23日初诊。主诉：外阴生疮伴疼痛3天。3天前患者无明显诱因出现外阴生疮，大小约1cm×1cm，伴局部红肿疼痛，遂就诊。刻下症见：外阴可见大小约1cm×1cm疮疡，伴局部红肿疼痛，口干咽燥，胸脘满闷不舒，纳食欠佳，睡眠可，小便赤涩，大便黏腻不爽，舌红，苔黄腻，脉滑。

中医辨证：阴疮（湿热内蕴）。

膜病辨证：膜疮（痰热证）。

治则治法：清热解毒除湿。

处方用药：金银花20g　　当　归20g　　玄　参20g　　皂角刺10g
　　　　　　土茯苓10g　　黄　柏6g　　泽　泻20g　　车前子10g
　　　　　　白　术10g

10剂，水煎服，日1剂，分3次服用。

二诊：10日后复诊，患者感疮疡触之较前缩小，疼痛减轻，胸脘痞闷较前改善，二便尚调，仍感口干，纳食欠佳，故在前方基础上加入健脾助运、益胃生津之品，遣方如下：

处方用药：金银花20g　　当　归20g　　玄　参20g　　皂角刺10g
　　　　　　土茯苓10g　　白　术10g　　北沙参20g　　麦　冬20g
　　　　　　五味子6g

15剂，水煎服，日1剂，分3次服用。

三诊：15日后复诊，患者纳食转佳，口干较前改善，继用7剂，诸症均除。

按语：本病患者因外阴生疮就诊，根据"肤膜同病"理论，本病可从"膜疮"论治。患者平素饮食不节，损伤脾胃，酿生湿热；加之盛夏之候，外感湿热之邪侵袭肌表，内外湿热互结，阻滞气机，气血凝滞，蕴结成毒，故见外阴生疮、红肿疼痛；热盛伤阴，故见口干咽燥；湿热中阻，故见胸脘满闷；脾虚失运，故见纳食欠佳；湿热下注肠道，故见小便赤涩，大便黏腻不爽；舌红，苔黄腻，脉滑，均为湿热内蕴之象。故以清热解毒除湿为治疗大法。方中运用刘老治疗膜疮最常用的金银花、当归、玄参以清热解毒、活血散瘀；配以皂角刺软坚散结，既能清体内热毒、消散疮疡，又能条畅气血，使其行而不滞；再加入土茯苓解毒利湿，黄柏清热燥湿，泽泻渗湿泄热，车前子清热通淋，使湿热从小便而出。"其在下者，引而竭之"，湿热之邪弥漫下焦，可以通过利小便，使阴霾湿邪外泄而邪热自清。因此运用淡渗利湿法，通过利小便起到分消湿热邪气的作用，增强本方清热除湿之力，最后加入白术健脾助运，标本兼治。

[案7]

患者张某，女，48岁，2020年10月22日初诊。主诉：阴道流血1周。患者1周前同房后出现阴道流血，量少，色红，当时未予重视及诊治，此后阴道时有少量流血，就诊于外院行妇科检查见宫颈口一大小约0.5cm×0.5cm溃疡，患者为求中医治疗遂就诊。刻下症见：阴道间断流血，量少，色红，伴腰膝酸软，口干，夜间盗汗，纳眠可，二便调，舌红，少苔，脉细数。

中医辨证：崩漏（阴虚内热）。

膜病辨证：膜烂出血（阴虚证）。

治则治法：滋阴清热，凉血消痈。

处方用药：龟　甲20g^{（先煎）}　生地黄20g　　知　母20g　　金银花20g
　　　　　　花蕊石20g^{（先煎）}　当　归20g　　玄　参20g　　地　榆20g
　　　　　　牛　膝20g

　　　　　　10剂，水煎服，日1剂，分3次服用。

二诊：10日后复诊，患者阴道无明显流血，仍时感腰膝酸软，口干，继以滋阴清热为法以清散余热、滋养阴液，遣方如下。

处方用药：龟　甲20g^{（先煎）}　生地黄20g　　知　母20g　　金银花20g
　　　　　　当　归20g　　　玄　参20g　　黄　精20g　　山萸肉20g
　　　　　　熟地黄20g

　　　　　　15剂，水煎服，日1剂，分3次服用。

三诊：15日后复诊，患者口干及腰膝酸软较前明显减轻，继用15剂，诸症缓解，嘱患者定期复查。

按语：本病患者因宫颈口溃疡、接触性出血就诊，属于刘老"膜病"理论中"膜烂出血"范畴,肤膜同病,故可按体表溃疡论治。《素问》云"(女子)七七任脉虚,太冲脉衰少",患者中年女性,脏腑渐亏,肝肾不足,阴虚内热,内热蕴结于膜位;加之阴液耗损,失于濡养,故见疮疡内生,破溃出血;治疗当以滋阴清热、凉血消痈为法,扶正与祛邪并进。方中龟甲滋补肾阴,生地、知母养阴清热,二药与龟甲同用为大补阴丸之意;金银花、当归、玄参同用能清热解毒、活血化瘀,以治热毒炽盛之疮疡诸症,体现了肤膜同病异治的特点;再配以地榆凉血止血,花蕊石化瘀止血,使止血不留瘀。二诊时患者已无出血,但仍表现出阴虚火热内扰之象,刘老认为膜烂出血属"膜病"病程中的"里证",此时的养阴更当重于滋补肝肾之阴;故在上方滋阴清热基础上,加入黄精、山萸肉、熟地黄以滋补肝肾。一诊时刘老加入牛膝,一方面有补益肝肾的作用,另一方面体现了刘老引药活用,以疾病部位引经,而牛膝能引诸药下行。诸药合用,既能滋养肝肾之阴以扶正,又能清热消痈以祛邪,体现了攻补兼施的治疗原则。

[案8]

患者罗某,女,47岁,2021年9月8日初诊。自诉:经间期不规则流血5月余。患者5个月前无明显诱因经间期不规则流血,量少,色红,伴白带增多,味臭,腰痛,行阴道镜检查提示:子宫糜烂Ⅱ度,白带常规检查无异常,故就诊。刻下症见:阴道不规则流血,白带增多,伴咽干,大便难下,舌质红,苔黄,脉滑数。

中医辨证:崩漏(邪热下注)。

膜病辨证:膜热(湿热证)。

治则治法:清热解毒,止血敛疮。

处方用药:玄　参10g　　金银花30g　　当　归10g　　地榆炭20g
　　　　　槐　花20g　　玉　竹20g　　紫　菀20g　　决明子20g
　　　　　紫　草20g

7剂,水煎服,日1剂。

二诊:7日后复诊,药后出血减少,白带正常,大便一日一行,口燥咽干,舌红,苔薄黄,脉细数。

处方用药:地榆炭20g　　槐　花20g　　牡　蛎20g^(先煎)　紫　草20g
　　　　　玉　竹20g　　石　斛20g　　蒲公英20g　　紫花地丁10g
　　　　　白　及6g

10剂，水煎服，日1剂。

三诊：10日后复诊，药后出血消失，继用15剂，药后诸症明显缓解。

按语：窍乃皮向内脏延伸之通道，兼具"皮"的特征，故治诸窍"膜"疾，亦可从"皮"的论治经验入手。本例患者感受热毒之邪，热迫血妄行，血溢脉外，故见阴道不规则流血，可属于"膜热"的范畴，因膜热导致"膜烂出血"。热入胞宫，热盛伤阴，故见白带量多；热邪伤津，津不足以布散周身，故见咽干；热结于肠道，津液亏虚，故见大便燥结难解；舌质红，苔黄，脉滑数，皆为热象。故采用清热解毒，止血敛疮之法。方中金银花、当归、玄参清热解毒以攻邪，此为四妙勇安汤化裁，四妙勇安汤出自《验方新编》，主治热毒炽盛之脱疽，而对于本病，患者宫颈糜烂乃邪热所害，"异病同治"，此乃膜病治疗的内涵。地榆炭、槐花止血敛疮；玉竹为佐药，养阴清热，防止热甚伤阴；紫菀、决明子燥湿坚阴，润泽肠道；紫草敛疮，修复子宫内膜。二诊患者热证已退，阴液损伤，故予玉竹、石斛养阴，玉竹润肺补中，石斛补五脏虚劳羸瘦、强阴，配伍紫草、牡蛎、蒲公英、紫花地丁、白及敛疮生肌，促进黏膜修复，乃"肤药治膜"的体现。

[案9]

患者龚某，女，48岁，2021年12月21日初诊。主诉：反复月经期间断发热3月余。3个月前患者无明显诱因出现月经期间断发热，查血常规、降钙素、C反应蛋白均无异常，予对症抗感染治疗无明显缓解，月经期过后自行好转，但病情易反复，故就诊。刻下症见：间断发热，体温最高38.5℃，伴烦躁不得眠，手足心热，咽干口渴，大便干结，舌红少津，脉细数。

中医辨证：内伤发热（阴虚发热）。

膜病辨证：膜热（虚热证）。

治则治法：清热解毒，滋阴安神。

处方用药：北沙参20g　麦冬20g　醋龟甲20g^{（先煎）}　冬凌草20g　萆草20g　石决明20g^{（先煎）}　金银花10g　百合20g　酸枣仁20g

15剂，水煎服，日1剂。

二诊：15日后复诊，患者自诉12月28日月经来潮，至今无明显发热，烦躁较前好转，睡眠可，二便尚可，夜间盗汗出，舌红少津，脉细数。继予养阴清热兼顾敛汗。

处方用药：北沙参20g 　麦　冬20g 　　醋龟甲20g^(先煎) 麻黄根10g
　　　　　浮小麦10g 　石决明20g^(先煎) 金银花10g 　　　百　合20g
　　　　　酸枣仁20g

25剂，水煎服，日1剂。

三诊：1月后复诊，患者诉月经期无发热症状，盗汗明显改善，纳眠可，二便调，舌红润，脉滑。继用15剂，药后诸症明显缓解。

按语：刘老认为，妇科发热亦可借鉴外疡治法，从"肤"论治，可将其归纳为"膜热"范畴，此热以虚热为主。患者平素嗜食辛辣，耗伤阴液，虚热内扰冲任二脉，而致经期低热；热扰心神，故见烦躁不得眠；热甚伤阴，故见手足心热，咽干口渴，大便干结，综合舌脉，皆为阴虚内热之象。故治疗当以清热解毒，滋阴安神为法。方中冬凌草、萹草、金银花清热解毒，祛除膜之热；北沙参、麦冬养胃阴，生津止渴，胃阴充盈则后天生化有源；醋龟甲兼顾先天之肾阴；石决明清热养阴安神，百合、酸枣仁养阴清热，宁心安神。刘老在膜热辨治当中常着手于胃肾之阴，先后天并调，同时清热解毒，防止热势传于其他脏腑。二诊热势已退，阴液已虚，阴阳失调，故盗汗出，治疗上去二草，加用麻黄根、浮小麦固表止汗，配伍原方之养阴之品，阴阳平调则汗自除。刘老在膜病临床辨证中以阴阳辨证为总纲，善平衡阴阳且注意阴液的调护，阴阳和谐则百病缓消。

[案10]

患者刘某，女，48岁，2021年10月11日初诊。主诉：外阴瘙痒2月余。患者2个月前无明显诱因出现外阴处瘙痒，伴阴道分泌物增多，外阴部无明显皮疹、瘀斑，无破溃及渗出等，就诊于当地医院，予抗过敏、止痒等对症处理后稍好转，但上症易反复，故就诊。刻下症见：外阴部瘙痒，伴阴道分泌物增多，无明显皮疹、瘀斑，无破溃及渗出，偶有头晕，面色少华，双目干涩，纳眠欠佳，二便尚可，舌淡，少苔，脉弦细。

中医辨证：阴痒（血虚生风）。

膜病辨证：膜痒（内风证）。

治则治法：滋阴养血息风。

处方用药：生地黄20g 　当　归20g 　北沙参20g 　麦　冬20g
　　　　　地肤子20g 　白鲜皮20g 　白　芷10g 　防　风10g
　　　　　酸枣仁20g

10剂，水煎服，日1剂。

二诊：10日后复诊，药后外阴无明显瘙痒及异常分泌物，睡眠改善，口干，食欲不振，继以滋阴养血为法。

处方用药：生地黄20g　　当　归20g　　北沙参20g　　麦　冬20g

地肤子20g　　白鲜皮20g　　白　术10g　　茯　苓20g

酸枣仁20g

7剂，水煎服，日1剂。

三诊：7日后复诊，药后外阴部瘙痒消失，纳眠改善，诸症明显缓解。

按语：刘老常言"百病生于风"，《素问·玉机真脏论》曰"风者百病之长也"，风性轻扬、走窜、鼓动，百病多因风作祟。本病例可归纳为"膜痒"范畴，膜痒以局部皮肤或黏膜麻木、疼痛、瘙痒或分泌物增多为主症。患者素体虚弱，血虚失养，故见面色少华；血虚致风动，风性轻扬，侵袭阳位，故见头晕，失眠；循经下行，故见阴部瘙痒，分泌物增多；舌淡，少苔，脉弦细，均为血虚风动之象，乃内生之风。刘老善用风药，本病以滋阴养血息风之法为主，方中地肤子、白鲜皮为刘老临床常用清热燥湿，祛风止痒药对；白芷、防风解肌透表止痒；配伍生地黄、北沙参、麦冬益气养阴；当归补血活血，血行则风自灭；酸枣仁宁心安神。诸药合用，养血润燥、祛风止痒。体现刘老从"肤"论治思想，运用皮肤科常用药物地肤子、白鲜皮、白芷、防风等祛风药物对症止痒，且从养胃阴入手加用养血之品，全方祛风养血并用，标本兼顾。二诊患者阴道瘙痒缓解，分泌物明显减少，遂停用防风、白芷，改白术、茯苓固护后天之本，使气血生化有源。三诊诸症皆改善。

五、恶性肿瘤

（一）概述

1. 从膜论治恶性肿瘤的立论基础　恶性肿瘤属于"癥瘕""积聚"等范畴，《灵枢·百病始生》中早有记载："是故虚邪之中人也……留而不去，传舍于肠胃之外、募原之间，留著于脉，稽留而不去，息而成积。"募原即为膜，意为黏膜，乃积块形成的重要病位之一。《周礼·天官》中记载："疡医下士八人……掌肿疡、溃疡、金疡、折疡之祝药、劀杀之齐。"书中将治疗肿瘤的医家归于疡医一类，书中又云"凡疗疡，以五毒攻之，以五气养之，以五药疗之，以五味节之"，说明古代疡医对于此类疾病的治疗提倡内外合治，且均主张用毒药攻之。许多恶性肿瘤如食管癌、胃癌、结直肠癌、膀胱癌、子宫癌等都属于富含黏膜的空腔脏器疾病，通过现代医学内镜技术，发现恶性肿瘤往往会有溃疡、糜烂、流脓、流血等表现，刘老认为这些表现与疡科之症相同。并且黏膜位于脏器内壁，肌表居于身体表面，肌表相较黏膜更易知晓变化、便于诊疗，中医一贯提倡人体为统一的整体，因此治疗肿瘤疾病时可将"膜"作为诊疗重点，利用治疗疡科的药物、思路等对其进行治疗，是中医"异病同治"治则的临床体现。

2. 恶性肿瘤膜病的病因认识　多种原因均可导致恶性肿瘤膜病，中医古籍中早有记载。《素问·举痛论》："寒气客于小肠膜原之间，络血之中，血泣不得注于大经，血气稽留不得行，故宿昔而成积矣。"说明寒气等外邪侵袭人体致瘀血形成是恶性肿瘤膜病形成的重要原因之一。情致失常、素体虚弱等因素也是瘀血形成的主要原因。除此之外，饮食不节、水土不适等因素也会引起体内痰湿阻滞，影响气血运行，而致瘀血形成，痰瘀胶结，化热生毒，形成恶性肿瘤膜病。

3. 恶性肿瘤膜病的病机分析　恶性肿瘤膜病的病因多种多样，但其病机核心与风、痰、瘀、毒四者在体内的蓄积密切相关。四者互为因果，风为百病之长，当风邪夹杂其他邪气侵犯肌表后，可致营卫失和，发为恶性肿瘤膜痒；外邪郁闭经络，或久而化热，或气血运行不畅，则加剧体内痰、瘀、毒的积聚，发为恶性肿瘤膜痒、膜疮、膜烂出血；痰湿阻滞，影响气血运行，而致瘀血，瘀血停滞，影响水湿运化，化生痰湿，痰瘀胶结，化热生毒，而致恶性肿瘤膜疮、膜烂出血；痰瘀日久化热，胶着不解，便成为毒邪。恶性肿瘤膜病的发生多与肺、肝、脾、肾四脏密切相关。肺主皮毛是恶性肿瘤膜病辨治的关键。

4. 恶性肿瘤膜病的辨证要点　当恶性肿瘤患者有膜病症候表现时，即可将其归于恶性肿瘤膜病范畴。恶性肿瘤膜病根据其症候特点分为膜痒、膜疮、膜烂出血。恶性肿瘤膜痒的主要表现为黏膜瘙痒、疼痛、麻木或分泌物增多，如喉癌患者咽喉瘙痒、疼痛，结直肠癌患者大便次数增多，子宫癌患者阴道分泌物增多等；恶性肿瘤膜疮则以黏膜红肿、结块，或表面破溃成疮为主要表现，如胃癌患者会出现胃黏膜溃烂，结直肠癌患者肠黏膜结块；

恶性肿瘤膜烂出血则会出现黏膜疮面破溃糜烂、流血或脓血等表现,如子宫癌患者出现阴道出血,结直肠癌患者出现便血,胃癌患者出现吐血。

5. 从膜论治恶性肿瘤的治法方药 关于恶性肿瘤膜病的治疗,根据"肤膜同位、肤膜同病"的治疗理念,刘老认为此类疾病治疗首先从"肺主皮毛"入手,将"从肺论治"原则贯穿于疾病治疗的始终,灵活运用宣肺、肃肺、清肺、泻肺、温肺、润肺、补肺、敛肺八法,恢复肺的宣降功能,又因肺与大肠相表里,治疗时需时刻注意大肠传导功能。除此之外,因本病病机责之于风、痰、瘀、毒,治疗时需善用"消、托、补"三法,同时应遵循疡病三期治疗原则,即在病之初期,除了针对病情合理手术、放化疗外,中医以豁痰解毒,活血通络,祛邪为主;在疾病中期,则应豁痰软坚,化瘀搜络,祛腐生肌,同时需一并扶正祛邪;疾病后期,伤阴耗气,穷必归肾,治疗以补为主,兼顾祛邪。在治疗方法方面提倡传统剂型和膏方并用,内服中药和外敷、药线并用,自创蟾灵膏(口服)、温阳化癥膏(外敷),形成了肿瘤治疗的体系,取得较好疗效,在肿瘤疾病的治疗中独树一帜。

(二)医案选录

[案 1]

患者王某,男,80 岁,2012 年 11 月 8 日初诊。主诉:直肠癌根治术后 6 个月。既往因腹痛、便血、泄泻与便秘交替出现发现直肠癌,行直肠癌根治术后未行放化疗。患者术后出现泄泻,每日 4～5 次,自服蒙脱石散效果不明显,日久未愈。刻下症见:腹泻,腰膝酸软,神疲乏力,五心烦热,未见脓血,无发热畏寒、腹胀腹痛、恶心呕吐等,面色无华,精神欠佳,舌红,苔腻,脉滑数。

中医辨证:肠蕈(气阴两虚,瘀毒内结)。

膜病辨证:膜疮(阴虚证)。

治则治法:益气养阴,散瘀搜络。

处方用药:醋鳖甲 20g^(先煎)　莪　术 10g　　生地黄 20g　　熟地黄 20g

　　　　　白头翁 20g　　　冬凌草 20g　　薏苡仁 20g　　　蜈　蚣 4 条

　　　　　黄　芪 30g

　　　　　　　　　　10 剂,水煎服,日 1 剂。

二诊:10 日后复诊,药后腹泻减轻,大便一日 2～3 次,偶有肛门灼热、瘙痒，舌红、苔黄、脉濡。

处方用药：醋鳖甲20g^(先煎)　莪　术10g　　生地黄20g　　熟地黄20g

白头翁20g　　　冬凌草20g　　苦　参20g　　黄　芪30g

羌　活10g

10剂，水煎服，日1剂。

三诊：患者大便基本成形，肛门灼热感消失，腰膝酸软、乏力、五心烦热仍存，前方去苦参继用15剂，药后诸症明显好转。

按语：患者平素嗜食肥甘厚味影响脾胃功能，脾失运化，痰浊内生，影响气血运行，痰瘀内阻，日久化热生毒，痰、热、瘀、毒阻于肠道黏膜，遂形成癌瘤、糜烂；刘老认为这属于"膜疮"范畴，治疗时运用疡科思路，善用消、补、托之法。一诊时患者术后正气受损，大病久病伤阴耗液，又年老体弱，正不胜邪，邪毒内陷而致迁延难愈，故当下虚实夹杂，虚证与瘀血证并见，治疗时当益气养阴，散瘀搜络；中药以鳖甲化痰通络，莪术破血祛瘀，蜈蚣搜剔络中瘀血，体现了刘老从瘀论治疑难怪病。冬凌草、白头翁化痰散结，解毒消肿；薏苡仁健脾渗湿止泻；蜈蚣搜风通络，祛除顽邪；方中又予养阴扶正之品，"留一分津液，便留一分生机"，熟地、生地同用以滋养肝肾之阴，清体内虚热；黄芪益气升阳。二诊时患者感肛门灼热属于"膜痒"，且湿热偏重，故治疗时扶正与祛湿共用，加升阳除湿之羌活，充分体现了风能胜湿的用药特点，此乃刘老巧用风药治膜病的体现。

[案2]

患者陈某，女，74岁，2020年5月20日初诊。主诉：宫颈癌根治术后1年余。1年前患者无明显诱因出现阴道流血，行宫颈癌根治术（具体不详）后病理活检为宫颈腺癌。刻下症见：肢软乏力，下腹部偶感隐痛，口干舌燥，盗汗，精神尚可，纳眠欠佳，二便调，舌暗红，少苔，脉细弱。

中医辨证：癥瘕（气阴两虚，痰瘀痹阻）。

膜病辨证：膜烂出血（阴虚证）。

治则治法：益气养阴，豁痰散瘀搜络。

处方用药：醋鳖甲20g^(先煎)　莪　术10g　　玉　竹20g　　石　斛10g

生地黄20g　　　冬凌草20g　　萹　草20g　　百　合20g

炒芥子10g

20剂，水煎服，日1剂。

二诊：20日后复诊，患者仍觉口干舌燥、肢软乏力，下腹部疼痛较前稍好转，纵观患者舌脉，增强补肾健脾之功。

处方用药：醋鳖甲 20g^(先煎)　莪　术 10g　　酒黄精 20g　　山萸肉 20g

　　　　　　百　合 20g　　桑　椹 20g　　冬凌草 20g　　萹　草 20g

　　　　　　炒芥子 10g

15剂，水煎服，日1剂。

三诊：患者下腹部疼痛、肢软乏力较前明显好转，偶感口干舌燥，纳食欠佳，继予原方加减服用15日后，诸症皆缓。

按语：患者平素情志暴躁易发怒，肝火旺；加之饮食喜辛辣肥甘和饮酒，湿热滋生，肝之疏泄失常，日久化火成毒犯于阴道黏膜而致癌瘤；阴道黏膜失于濡养，破溃糜烂，故见阴道流血，本病可属于"膜烂出血"的范畴。刘老认为疑难怪病多痰瘀，痰、瘀临床常夹杂为患，在用药时治痰与化瘀同治，改善其难以分消、缠绵难愈的状态。且久病入络，草木之品时常难以奏效，刘老认为膜病日久，痰、瘀、毒混处络中，乃络之重病，需以蜈蚣、鳖甲、水蛭、地龙等虫类药物搜剔经络。故方中鳖甲、莪术消法清除内伏于络中之痰、瘀、毒，并以鳖甲血肉有情之品滋阴托补促进疮疡恢复，同时也助正气抗邪，将下陷之毒托举于外；冬凌草归肝、胃、肺经，通过肝主疏泄、肺主宣降、脾胃主运化等功能清热解毒，活血祛痰消痈，协助鳖甲、莪术将痰、瘀、毒托邪外出。肾为先天之本，主元阴元阳，大病、久病穷必归肾，手术、放化疗等耗伤肾阴；脾胃为后天之本，气血生化之源；以生地、玉竹、石斛、百合滋养脾肾，先后天同补，充实物质基础；另一方面阴中求阳，恢复功能。并以萹草配合冬凌草清热解毒。治疗全程以益气养阴、豁痰散瘀搜络为首要原则，再根据患者症状的变化辨证论治。

[案3]

患者原某，男，78岁，2019年3月31日初诊。主诉：确诊喉癌1年余。既往因喉部不适行术后病理活检，确诊喉癌，并行放疗及化疗。刻下症见：咳嗽、咳痰，咽部瘙痒不适，时感肢软乏力，纳眠欠佳，精神萎软，二便调，舌红，苔少，脉细数。

中医辨证：喉百叶（气阴两虚）。

膜病辨证：膜痒（阴虚证）。

治则治法：益气滋阴，祛风止痒。

处方用药：醋鳖甲 20g^(先煎) 莪 术 10g 冬凌草 20g 蜈 蚣 4 条
黄 芪 50g 当 归 10g 防 风 10g 蝉 蜕 10g
百 合 20g

14 剂，水煎服，日 1 剂。

二诊：2 周后复诊，药后患者感肢软乏力较前减轻，仍咳嗽、咳痰，精神尚可，纳眠尚可，舌红，苔黄，脉弦细。

处方用药：醋鳖甲 20g^(先煎) 莪 术 10g 冬凌草 20g 蜈 蚣 4 条
黄 芪 50g 当 归 10g 百 合 20g 玉 竹 20g
川 贝 6g

14 剂，水煎服，日 1 剂。

三诊：2 周后复诊，药后患者感乏力明显好转，咳嗽、咳痰明显改善，食欲不振，精神尚可，纳眠尚可，舌红，苔黄腻，脉滑数。

处方用药：醋鳖甲 20g^(先煎) 莪 术 10g 冬凌草 20g 蜈 蚣 4 条
广藿香 20g 胆南星 10g 黄 芪 50g 茯 苓 10g
薏苡仁 20g

14 剂后患者症状缓解，继予中药加减服用。

按语：喉癌属于中医"喉百叶"范畴，由于多种原因致有形之邪瘀阻于喉发为本病，本病病性本虚标实。患者年老正气虚弱、肝肾阴虚，行放化疗后伤及阴液，标实多以毒邪、痰热蕴结络脉，瘀血为患。阴虚生风，故见咽部瘙痒不适；肺气通行不利，故见咳嗽、咳痰；患者久病耗伤人体正气，故见肢软乏力、精神纳眠差。一诊时诸症因黏膜病变而起，遂可从"膜"论治。"咽部瘙痒不适"属于膜痒，患者久病失养，耗伤气血，肝肾亏损，内虚生风，则局部瘙痒，治疗当以养血益气滋阴。"百病怪病生于风""疑难怪病多痰瘀""久病入络用虫药"，故刘老亦从风、痰、瘀三者论治本病，以鳖甲、莪术、蜈蚣活血消癥散结，搜剔经络驱顽邪；予风药防风、蝉蜕以祛风通络止痒；藿香、胆南星、川贝燥湿化痰；薏苡仁、茯苓健脾燥湿；诸药用之，膜病常见三种病理因素得祛。并配伍黄芪、百合、玉竹以益气养阴而治本，终而标本兼治。

[案 4]

患者张某，男，66 岁，2014 年 4 月 2 日初诊。主诉：食管癌放疗后咽干 1 月余。既往因咽部有哽阻感，就诊于医院行病理活检，明确诊断为食管癌，后行食管局部放射治疗。刻下症见：进食及饮水时咽部有哽阻感，时感口干欲饮，多喜冷饮，呃逆不止，舌红，苔黄，脉滑。

中医辨证：噎膈（胃热阴伤）。

膜病辨证：膜疮（阴虚证）。

治则治法：滋阴清胃，化瘀散积。

处方用药：醋鳖甲20g^{（先煎）}　莪　术10g　　淡竹叶20g　　沙　参20g

　　　　　麦　冬20g　　半　夏10g　　威灵仙20g　　竹　茹20g

　　　　　柿　蒂20g

14剂，水煎服，日1剂。

二诊：2周后复诊，药后患者哽阻感较前改善，但仍感口干，二便调，舌暗红，苔少而干，脉细。

处方用药：醋鳖甲20g^{（先煎）}　莪　术10g　　沙　参20g　　乌　梅20g

　　　　　麦　冬20g　　玉　竹20g　　生　地20g　　石　斛20g

　　　　　生甘草10g

30剂，水煎服，日1剂。

三诊：1个月后复诊，患者基本已无哽阻感，偶感口干，时有肢软乏力，前方去乌梅、生甘草，加党参、山药以益气生津。服用30日后，患者诸症皆缓。

按语：食管癌属于中医"噎膈"范畴，是恶性肿瘤中的一种。患者因平素饮食不节致久酿成痰，又年老津血渐耗生成瘀血，痰瘀阻于食管发为本病。食管癌为食管黏膜病变疾病，患者行放疗后感咽部哽阻不适及咽干，中医认为放疗射线属于热毒，热毒伤阴，阴亏则阳亢，胃火旺盛伤津，食管黏膜失去胃阴滋养，故时感口干；燥热伤胃，胃气不顺，胃气上逆，则时有呃逆。一诊时因放疗伤阴，胃火旺盛，黏膜失养，故按"膜疮"论治。治疗时以清泻胃火为首要治则，又因食管黏膜破损为本病主要特点，故以鳖甲滋阴托补，促进疮疡恢复；莪术善于活血化瘀，利于消散积于食管黏膜之瘀滞，两者合用，补而不滞，利于受损黏膜恢复功能。且合理运用风药威灵仙，增强化瘀消积之功。二诊时胃火已消，但仍有阴亏，故治疗时以滋阴为主。三诊时因患者久病，久病气血常有不足，故治疗时以补为用，加以党参、山药益气生津。

[**案5**]

患者李某，男，73岁，2015年9月初诊。主诉：呕吐咖啡色样液体1月余。既往因呕吐咖啡色样液体就诊于我院脾胃科，行胃镜活检后明确诊断为胃癌，因患者年事已高，故未行手术及专科治疗，予积极对症治疗后，症状缓解出院。刻下症见：上腹部胀痛不适，情志抑郁，消瘦，食欲不振，时有恶心欲呕，纳眠欠佳，舌暗红，苔薄腻，脉弦。

中医辨证：反胃（肝郁犯胃）。

膜病辨证：膜烂出血（瘀毒证）。

治则治法：疏肝解郁，活血止痛。

处方用药：醋鳖甲20g^(先煎)　莪　术10g　　柴　胡10g　　法半夏10g
　　　　　黄　连6g　　　吴茱萸3g　　　郁　金20g　　川　芎10g
　　　　　佛　手10g

14剂，水煎服，日1剂。

二诊：14日后复诊，用药后上腹疼痛较前明显减轻，但仍有腹胀，食欲不佳，食后腹胀加重，大便黏腻不爽，舌暗红，苔白腻，脉滑。

处方用药：醋鳖甲20g^(先煎)　莪　术10g　　炒麦芽20g　　炒谷芽20g
　　　　　神　曲6g　　　鸡内金10g　　厚　朴10g　　苍　术10g
　　　　　薏苡仁6g

14剂，水煎服，日1剂。

三诊：14日后复诊，用药后腹胀、食欲较前改善，时感胃部隐痛，怕冷，舌暗苔白，脉沉。

处方用药：醋鳖甲20g^(先煎)　莪　术10g　　白附子10g^(先煎)　天南星10g
　　　　　黄　芪20g　　　芍　药10g　　香　附10g　　杜　仲20g
　　　　　淫羊藿20g

14剂，水煎服，日1剂。

用药后复诊，患者症状较前减轻，原方加减继服。

按语：胃癌属于中医"反胃"范畴。患者平素饮食不节，使脾失健运，不能运化水谷精微，气滞津停，酿湿生痰；又患者年老，正气不足，痰瘀互结于胃部黏膜而致本病。胃癌可属于"膜疮"范畴，疮疡腐败肉糜而出血，故见呕吐咖啡色样物质，乃归于"膜烂出血"范畴。治疗可从膜论治，方中鳖甲、莪术一方面能清除内伏于络中之痰、瘀、毒，另一方面能滋阴托补，助正气抗邪。黄连、吴茱萸取左金丸意，清肝泻火，黄连苦寒泻火，佐以辛热之吴茱萸，既能降逆止呕，制酸止痛，又能制约黄连之过于寒凉，二味配合，一清一温，苦降辛开，以收相反相成之效。二诊因胃部黏膜病变，脾胃功能受损，脾失运化，痰湿阻胃，故出现食欲不振、腹胀，治疗时以麦芽、谷芽、神曲、鸡内金消食和胃，并加用苍术、厚朴、薏苡仁以燥湿行气。三诊时症状改善，但病久脾胃阳虚，治疗时除了温胃散寒以外，同时考虑穷必及肾，且阴中求阳善补阴，故加用补肾阳之品淫羊藿，益火之源，以消阴翳。

[案6]

患者陶某，男，42岁，2017年1月19日初诊。主诉：腹部隐痛2月余。既往因肛门坠胀伴间断性黏液积血便就诊于我院，行肠镜活检后明确诊断为直肠癌。刻下症见：腹部隐痛，喜按，大便不成形，时感肢软乏力，精神、纳眠差，舌暗淡，苔厚腻，脉沉细。

中医辨证：肠蕈（脾肾阳虚）。

膜病辨证：膜疮（阳虚证）。

治则治法：温肾健脾，收涩止泻。

处方用药：醋鳖甲20g^(先煎)　莪　术10g　白头翁20g　肉苁蓉20g
　　　　　薏苡仁20g　　五味子6g　　肉豆蔻10g　补骨脂20g
　　　　　白附片10g^(先煎)

15剂，水煎服，日1剂。

二诊：15日后复诊，用药后患者大便已基本成形，但仍时感腹部隐痛，少气懒言，舌暗红，苔白，脉沉。

处方用药：醋鳖甲20g^(先煎)　莪　术10g　淫羊藿20g　芍　药10g
　　　　　肉苁蓉20g　　桂　枝10g　黄　芪50g　当　归10g
　　　　　白附片10g^(先煎)

15剂，水煎服，日1剂。

三诊：15日后复诊，用药后腹部隐痛、少气懒言较前明显缓解，舌淡红，苔白，脉细。故前方去桂枝、白附片，加猫爪草、冬凌草以续用。继服15日后，患者诸症皆缓。

按语：患者平素饮食不节，偏嗜膏粱厚味、酒酪之晶，且常暴饮暴食，脾胃功能受损，运化失常，易滋生水湿，水湿不去则化热，从而下迫大肠，与肠中糟粕交阻，日久化毒，损伤肠络而发为本病。结合患者舌脉，脾肾阳虚为主要病机，病久脾阳虚弱而不能温养，故出现腹痛；脾失温煦，运化失职，水谷不化，积谷为滞，湿滞内生，则大便不成形。因本病首要表现为肠道黏膜受损，可属于"膜疮"的范畴，故仍以醋鳖甲、莪术作为君药以扶正祛邪，祛瘀散结；白头翁归大肠经，擅长解毒止泻；薏苡仁归脾、胃经，善于健脾利湿；四者合用共去痰、瘀、湿、火、毒之邪，以清膜病病理因素。再加用白附片、补骨脂、肉豆蔻、五味子补肾固涩，故泄泻得止。二诊时大便已成形，但时有腹部隐痛伴少气懒言，故治疗以温中补虚、缓急止痛为主。且予黄芪、当归益气健脾，助患者正气恢复。三诊时患者症状基本缓解，一般情况尚可，故治疗时以冬凌草、猫爪草等祛邪为主，扶正为辅。

[案7]

患者唐某，男，70岁，2015年8月10日初诊。主诉：尿血1周余。既往患者无明显诱因出现小便难解，伴无痛性肉眼血尿，行"经尿道膀胱癌电切术及经尿道前列腺电切术"，术后病理结果回示：（膀胱）尿路上皮癌、伴灶性淋巴细胞浸润，后予吡柔比星膀胱灌注2次，因患者身体无法耐受，故求中医药治疗。刻下症见：尿血，伴小便涩痛，腹胀，形体消瘦，舌暗红，苔黄，脉细数。

中医辨证：胞积（下焦湿热）。

膜病辨证：膜烂出血（湿毒证）。

治则治法：清热利湿，化瘀止血。

处方用药：醋鳖甲20g^(先煎)　莪　术10g　　紫珠叶20g　　花蕊石20g
　　　　　　小　蓟20g　　　生地黄10g　　栀　子10g　　蒲　黄6g
　　　　　　白茅根20g

　　　　　　14剂，水煎服，日1剂，分3次服用。

二诊：14日后复诊，用药后患者尿血已止，但仍感小便涩痛，腰膝酸软，舌质淡，苔黄腻，脉细弱。

处方用药：醋鳖甲20g^(先煎)　莪　术10g　　黄　芪50g　　当　归10g
　　　　　　山　药20g　　　薏苡仁10g　　泽　泻10g　　菟丝子20g
　　　　　　芡　实10g

　　　　　　14剂，水煎服，日1剂，分3次服用。

三诊：14日后复诊，患者小便已无涩痛，偶感肢软乏力，故去薏苡仁、泽泻，加白术20g、党参20g。服用14日后，患者诸症皆缓。

按语：膀胱癌属于中医"胞积"范畴。患者平素情志忧郁气结，喜食腌菜，导致脏腑气血失调，长期以往体内痰结、湿聚、气滞、瘀血互结成毒，下注膀胱而成本病。本病初起以尿血为辨证要点，为膀胱黏膜病变，属于"膜烂出血"的范畴。方中鳖甲、莪术消法清除内伏于络中痰、瘀、毒，此外，因患者尿血日久，为防止患者气血亏虚，故急则治标，首应止血，方中加紫珠叶、花蕊石、小蓟、蒲黄、白茅根等以解毒化瘀、凉血止血；加用生地使得清热解毒而不伤阴。二诊时患者以小便涩痛为主症，本病病初湿热之邪留恋膀胱，穷必及肾，由肾及脾，脾肾受损，正虚邪弱，遂长期小便涩痛，故治疗当以扶正为主，祛邪为辅，补益脾肾为首要原则。三诊时患者偶感肢软乏力，此阶段正气恢复，邪气不盛，故标本同治。

[案8]

患者阮某，女，93岁，2014年2月15日初诊。主诉：阴道反复流血1年余。既往无明显诱因出现阴道流血，行病理活检后明确诊断为子宫内膜癌，因患者年事已高，未行手术及相应专科治疗。刻下症见：阴道流血，小腹胀痛，肢软乏力，少气懒言，精神可，纳眠差，二便调。舌淡，苔薄白，脉细弱。

中医辨证：五色带下（气血两虚）。

膜病辨证：膜烂出血（脾虚证）。

治则治法：养阴散结，补益气血。

处方用药：醋鳖甲20g^{（先煎）}　莪　术10g　　黄　芪50g　　当　归10g
　　　　　熟地黄30g　　山　药30g　　山萸肉10g　　紫　草10g
　　　　　大叶紫珠草15g

　　　　　　7剂，水煎服，日1剂，分3次服用。

二诊：7日后复诊，药后患者阴道出血较前明显减少，肢软乏力现象略减，但感下腹部疼痛明显，舌淡，苔薄白，脉细。

处方用药：醋鳖甲20g^{（先煎）}　莪　术10g　　黄　芪50g　　当　归10g
　　　　　熟地黄30g　　山　药30g　　山萸肉10g　　黄　精20g
　　　　　白　芍15g

　　　　　　7剂，水煎服，日1剂，分3次服用。

三诊：7日后复诊，用药后患者已无明显阴道出血，偶感肢软乏力，少气懒言，患者舌脉无明显改变，故原方去芍药加淫羊藿20g继服。定期随诊。

按语：子宫内膜癌属于中医"五色带下"范畴。患者年老体虚，脾肝肾三脏功能失调，湿热瘀毒蕴结胞宫；加上平素性格急躁易肝气郁结，气滞血瘀，经络阻塞，日久积于腹中而致本病。患者年老，脾虚失于统摄，癌瘤又耗伤人体气血,因此治疗当以补益气血为主,兼顾祛除伏邪。结合患者症状表现,本病可归"膜烂出血"范畴,故以鳖甲滋阴托补,促进疮疡恢复;并以黄芪、当归、山药、熟地补益气血;加莪术以化瘀消癥,使得癌瘤得散;加用紫草、紫珠草化瘀止血以治标,防止血脱病进。二诊时患者阴道出血已止,却以腹部隐痛为主症;患者反复出血又年老体弱,日久气血亏虚,不荣则痛,故治疗时仍以补益气血为首要治则。加用白芍,一方面白芍善于柔肝止痛,另一方面,白芍性酸,酸主收涩,可促进病变黏膜疮面收敛愈合,预防再次膜烂出血。三诊时患者症状已明显改善,仍有气血不足之表现,《临证指南医案》云:"阴邪聚络,大旨以辛温入血络治之,盖阴主静,不移即主静之根,所以为阴也。可容不移之阴邪者,自必无阳动之气以旋运之,而必有阴静之血以倚伏之,所以必藉体阴用阳之品,方能入阴出阳,以施其辛散温通之力也。"因此刘老以阴阳为纲,加淫羊藿温补肾阳,一来取阳之推动助力之功,二来阳中求阴。正气不虚,邪气自去。

[案9]

患者徐某,男,60岁,2014年4月17日初诊。主诉:鼻咽癌放化疗后3月余,反复头痛1月余。既往患者无明显诱因出现鼻中带血,而后经鼻咽镜行病理活检确诊为鼻咽癌,予放化疗治疗,治疗后复查,鼻咽部肿块较前明显缩小。刻下症见:头痛不适,纳差,小便调,舌质暗红,苔厚腻,脉弦滑。

中医辨证:鼻渊(痰浊阻窍)。

膜病辨证:膜疮(湿毒证)。

治则治法:健脾燥湿,化痰散结。

处方用药:醋鳖甲20g^(先煎)　莪　术10g　　天　麻10g　　法半夏10g
　　　　　白蒺藜20g　　　陈　皮10g　　羌　活10g　　白　术10g
　　　　　蔓荆子20g

7剂,水煎服,日1剂,分3次服用。

二诊:7日后复诊,患者感头痛减轻,舌脉无明显改变,继服原方15剂。

三诊:15日后复诊,患者头痛明显减轻,时感口干欲饮,大便干结,舌质红,苔薄黄,脉细数。

处方用药:醋鳖甲20g^(先煎)　莪　术10g　　麦　冬10g　　乌　梅6g
　　　　　玄　参20g　　　五味子10g　　石　斛20g　　生甘草6g
　　　　　沙　参20g

15剂，水煎服，日1剂，分3次服用。

15日后复诊，患者症状进一步改善，原方加减继服。

按语：患者平素过食肥甘、嗜酒、饮食不洁，日久脾胃损伤，痰湿内生，久而化火，痰火与邪毒互结，反复灼腐鼻咽肌膜，故发为本病。本病也为鼻咽部黏膜类肿瘤疾病，鼻咽肿瘤是引发头痛的根本病因，当采用"膜疮"治疗思路。本病属本虚标实，治疗时运用疡科思路，善用消、补、托之法，引邪外出。一诊时患者为放化疗后正气受损，大病、久病耗气伤阴，治疗时当益气养阴，散瘀搜络。中药以鳖甲滋阴潜阳，软坚散结，化瘀通络；莪术破血祛瘀。脾胃功能受损，痰浊内生，阻于清窍，故反复头痛，治疗时予半夏、陈皮、白术等健脾燥湿之品。"风为百病之长"，用风药羌活以加强祛湿之功；联合天麻、蔓荆子、白蒺藜祛风通络、清利头目；此亦体现了刘老善引药活用，用风药引药上行，直达病灶，事半功倍。二诊时原方已初步见效，故予原方巩固。三诊时患者感明显口干，大便干结，痰湿蕴久化热伤阴，阴虚火旺，故治疗以滋阴降火为主，且同时软坚散结，预防疾病复发。

[**案10**]

患者孙某，女，76岁，2018年3月12日初诊。主诉：确诊结肠腺癌6月余。半年前无明显诱因出现腹部疼痛，食后腹泻，就诊于我院脾胃科后行肠镜取活检，病理结果提示为结肠腺癌。刻下症见：形体消瘦，肢软乏力，腹部隐痛，精神、纳眠差，大便质稀，小便调，舌质淡，苔白腻，脉沉细。

中医辨证：肠蕈（脾肾亏虚）。

膜病辨证：膜疮（阳虚证）。

治则治法：解毒散瘀，补益脾肾。

处方用药：醋鳖甲20g^{（先煎）}　莪　术10g　　白头翁20g　　草豆蔻10g
　　　　　黄　芪50g　　　当　归10g　　酒黄精20g　　山萸肉20g
　　　　　炒枳壳10g

20剂，水煎服，日1剂，分3次服用。

二诊：20日后复诊，患者自觉诸症较前稍缓解，大便已成形，形体消瘦，纳差，眠尚可，二便尚调，舌暗红，苔薄白，脉弱。

处方用药：醋鳖甲20g^{（先煎）}　莪　术10g　　白　术20g　　白扁豆10g
　　　　　黄　芪50g　　　当　归10g　　砂　仁6g　　　神　曲6g
　　　　　炒山楂10g

30剂,水煎服,日1剂,分3次服用。

三诊:30日后复诊,患者自觉诸症较前缓解,双下肢疼痛麻木,活动不便,舌暗红,苔薄白,脉弱。

处方用药:醋鳖甲20g^(先煎)　莪　术10g　　补骨脂20g　骨碎补10g

　　　　　黄　芪50g　　当　归10g　　黄　精20g　肉苁蓉20g

　　　　　蜈　蚣4条

15剂,水煎服,日1剂,分3次服用。

患者双下肢疼痛有所缓解,继予中药内服以扶正祛邪。

按语:本病首要病因是结肠黏膜病变,故治疗时仍将本病归于"膜疮"一类。一诊时患者以肢软乏力、腹部隐痛为主症,其年高体虚,加之久病,故易脾虚肾亏,治疗时以鳖甲、莪术共用扶正祛邪兼顾,使正气足够托邪外出;同时可利于肠道破损黏膜修复,重塑肠道之功能,联合大量补肾健脾之品,使脾健肾充。二诊时患者以纳差为主要表现,故治疗以健脾和胃为治则,在原方基础上加用神曲、山楂以醒脾开胃。刘老认为病久疾病入络,治疗可加用虫药。三诊时患者以双下肢麻木疼痛为主症,治疗配合虫药蜈蚣搜络止痛,并以补骨脂、骨碎补强筋壮骨,黄精、肉苁蓉补肾壮阳。

后　记

　　余自弱冠之年即负笈求医，于今已有三十余载。后师承于国医大师刘尚义教授，亲承謦欬。数十年随侍其侧，常抄方拣药，揣摩医理，渐悟刘老于各类疾病治则之精要。刘老常说，中医不仅仅是治疗孤立的"病"，应将其视为一整体，上下为一整体，左右为一整体，内外为一整体，故有上病下治、左病右治、内病外治之类。这里面也包含了中医的哲学思想，《素问·五运行大论》曰："天地阴阳者，不以数推，以象之谓也。"这种"象"的思维体现之一即"取象比类"，通过想象、比类、归纳，以研究一系列事物的相互作用。刘老的"从膜论治"理论亦体现此类思想。刘老早年得葛氏疡科第七代传人赵韵芬亲传，临床善于治疗各种疡科疾病。刘老将疡科相关理论引入肿瘤治疗，形成了"引疡入瘤"的学术思想，并在此基础上大胆创新，提出了"从膜论治"的理论思想，将此扩大到肿瘤之外的疾病治疗当中，并取得较好临床疗效。

　　本书写作历经数载，旨在探讨刘老"从膜论治"的理论思想与临床实践，希冀中医学人于肿瘤治疗有所发明。中医之整体为引，阴阳为纲是"内膜外治，外法治内"之理论基础。条分缕析，将"从膜论治"详分为膜痒、膜疮、膜热、膜烂出血等类型，比如体内外肿瘤可以归于膜疮、膜热、膜烂出血，妇科疾病症见外阴瘙痒、阴道异常流血流液、宫颈糜烂等可以归于膜痒、膜疮、膜烂出血等。独辟蹊径，拓展了中医治疗肿瘤思路，将内在之肿瘤视为肤之疮疡肿块，将外治疡科理论引入肿瘤治疗，提出了疡理诊瘤、疡法治瘤、疡药疗瘤等内容。将"从膜论治"扩展到呼吸系统疾病、消化系统疾病、泌尿系统疾病、妇科疾病、肿瘤疾病等的诊疗中，此为发展创新。虽欲得其大观，实未览刘老学术思想之万一。

　　我师承于刘老，在此过程中有"三感"，感谢于师傅收徒之意，感恩于刘老倾囊相授，感动于刘老医者仁心。《师说》曰："师者，所以传道受业解惑也。"刘老于我,传中医承袭之道,中医创新之道;授中医之理法,待人之礼数;解中医理法之惑,中医发展之惑。桃李不言,下自成蹊,我侍刘老之旁而习得医者之理,医者之术,医者之心,乃吾之幸。

中医重传承,亦需创新。"溯源《灵》《素》,问道长沙",此为传承;"发皇古义,融会新知",是为创新。传承是基石,创新是开拓。在中医逐步受重视的今天,在中医逐步用于治疗一些难顽重症的当下,刘尚义等名老中医的经验,就是基石,是指引后学不断开拓的路标。沿着这些路标前行,中医一定能走出一条繁花似锦的康庄大道。虽路途之远,必上下求索,方为我侪济世惠民、传承创新之道。

杨　柱

2023 年 5 月